Sophia Katschinski

Entdecke deine Stimme

mosaik

SOPHIA KATSCHINSKI

Entdecke deine STIMME

So wird sie klangvoll, präsent und strahlend

mosaik

Alle Ratschläge in diesem Buch wurden von der Autorin und vom Verlag sorgfältig erwogen und geprüft. Eine Garantie kann dennoch nicht übernommen werden. Eine Haftung der Autorin beziehungsweise des Verlags und seiner Beauftragten für Personen-, Sach- und Vermögensschäden ist daher ausgeschlossen.

MIX
Papier | Fördert gute Waldnutzung
FSC® C083411

Penguin Random House Verlagsgruppe FSC® N001967

1. Auflage
Originalausgabe Mai 2024

Umschlag: Sabine Kwauka
Illustrationen: Roland Krieger
Redaktion: Birthe Vogelmann
Satz: Buch-Werkstatt GmbH, Bad Aibling
Druck und Bindung: CPI books GmbH, Leck
Printed in Germany
CH · IH
ISBN 978-3-442-39425-8

www.mosaik-verlag.de

INHALT

VORWORT

Dieses Buch ist für Sie, wenn Sie Ihre eigene Stimme entdecken möchten. Es ist für Sie, wenn Sie sich zu viel anstrengen beim Sprechen. Oder wenn Sie das Gefühl haben, nicht wirklich gehört zu werden. Aber auch, wenn Sie im immer gleichen Ton sprechen und gerne auch andere Facetten von sich ausdrücken würden, nur noch nicht wissen, wie.

Das Buch ist auch für Sie, wenn Sie sich nicht so recht trauen, Ihre Stimme kraftvoll einzusetzen, weil Sie sie nicht als schön, stark oder laut genug empfinden.

Für Sie alle ist dieses Buch. Sie sind mit Ihrer einzigartigen Stimme genau richtig. Also los, gehen Sie auf Entdeckungsreise und finden Sie heraus, wie Sie diese Einzigartigkeit in Ihrer Stimme klangvoll und präsent zum Strahlen bringen können.

Keinem der in diesem Buch beschriebenen Menschen bin ich tatsächlich im realen Leben begegnet. Jede einzelne Person, die Sie beim Lesen kennenlernen, ist meiner Fantasie und der Schatzkiste meiner fast 30-jährigen Unterrichtserfahrung entsprungen. Ich habe die Geschichten dieser Menschen so lebensnah kreiert, um Sie unterhaltsam und mit einer gewissen Leichtigkeit an die unterschiedlichen stimmlichen Themen heranführen zu können. Sollten Sie dennoch das Gefühl haben, sich in einer Person wiederzuerkennen, nehmen Sie es als eine liebevolle Erinnerung daran, dass Sie zwar absolut einzigartig sind, dass aber Ihre menschlichen und damit auch stimmlichen Herausforderungen und die Situationen, in denen sie Ihnen begegnen, für alle Menschen universell sind.

Ich verwende weibliche und männliche Formen möglichst ausgewogen und abwechselnd, damit alle sich gleichermaßen angesprochen fühlen können und der Lesefluss aufrechterhalten bleibt.

Ihnen nun ganz viel Freude, Inspiration und neue Erfahrungen beim Lesen und Ausprobieren!

TEIL 1

IHRE STIMME IST IHR POTENZIAL

IHR EIGENER TON – STIMMIG ODER NICHT?

Die Stimme ist zutiefst persönlich – und gleichzeitig absolut öffentlich. Viele persönliche Merkmale kann man gut verstecken oder wenigstens kaschieren. Aber sobald Sie auch nur einen kleinen Seufzer oder ein gedankenverlorenes »Mmhhh« von jemandem hören, wissen Sie – wenn auch unbewusst – schon sehr viel über diesen Menschen. Wenn jemand mit Ihnen spricht, können Sie nicht nur den Atem, die Körperspannung, die Stimmung oder die Gedanken wahrnehmen. In der Stimme schwingt die gesamte innere Haltung mit, wie zum Beispiel Stress und Anstrengung oder Gelassenheit und Sympathie, Kompetenz und Selbstbewusstsein oder Angst und Unsicherheit. Die Stimme entspricht also nicht nur der so oft gebrauchten Metapher einer Visitenkarte, sondern sie ist noch viel mehr: Sie ist ein umfassender Ausdruck der einzigartigen und vielschichtigen Persönlichkeit eines Menschen.

Wenn die Stimme mit dem Gesamteindruck übereinstimmt, wirkt ein Mensch sofort angenehm authentisch in seinem Ausdruck. Passt die Stimme aber auf irgendeine Art und Weise nicht zu der Person oder in die Situation, löst das direkt eine Irritation aus. Mir geht es zum Beispiel mit der netten Kassiererin in einem nahegelegenen Supermarkt so. Sie hat eigentlich eine sehr freundliche Art zu kommunizieren, aber ihre hohe, schrille Stimme führt dennoch zur sofortigen Ausschüttung von Stresshormonen in meinem System. Sie kennen diese zwiespältigen

Erfahrungen sicher selbst aus Ihrem Alltag. Der neue Nachbar, der ziemlich attraktiv wirkt – aber nur solange, bis er Sie leiernd-nasal nach dem Päckchen fragt, das der Paketbote bei Ihnen deponiert hat. Oder die Vertretungslehrerin aus Ihrem Yogakurs, die angenehm einfühlsam spricht – dies aber geradezu stoisch beibehält und selbst bei der schweißtreibendsten Übung um keinen Preis ihre sanfte Zen-Meditationsstimme aufgibt.

Die Stimme wirkt unmittelbar und hinterlässt einen stärkeren Eindruck als die Worte oder das Äußere der Person. Die Reaktion auf diesen Klang ist – ähnlich wie die Wahrnehmung von starken Gerüchen – nicht mental steuerbar. Wir hören eine Stimme und entscheiden instinktiv, ob sie angenehm oder unangenehm für uns ist. Ob authentisch oder nicht. Ob bedrohlich oder ungefährlich. Manchmal gehen wir über den ersten Eindruck hinweg und vielleicht gewöhnen wir uns auch irgendwann an eine gewisse Unstimmigkeit. So wie wir einen seltsamen Geruch, den wir immer wieder riechen, vielleicht auch irgendwann zumindest tolerieren können.

Wenn Sie aber die Wahl hätten, einer Person mit einer angenehm klangvollen Stimme oder jemandem mit einer unangenehm heiseren Sprechweise zuzuhören – wem wenden Sie sich unwillkürlich zu? Wessen Gedanken und Ideen können Sie leichter folgen? Wem vertrauen Sie mehr und wem trauen Sie mehr zu?

Die Antwort ist ziemlich klar: Ein schöner, resonanzreicher und kraftvoller Stimmklang überzeugt, führt und verführt uns schneller als eine angestrengte, klangarme Stimme mit wenig Ausstrahlung. Natürlich haben wir alle individuelle Vorlieben, die sich voneinander unterscheiden – der eine genießt den warmen, tiefen Sound, der so wohlig im Magen kitzelt, und die andere liebt die hellen, kristallklaren Töne, die wie ein Gute-Laune-

Booster wirken. Aber dennoch gibt es dieses universelle Erleben einer schönen Stimme. Denken Sie an berühmte Schauspielerinnen, Moderatoren, Sängerinnen oder auch Podcaster. Den meisten von ihnen lauschen wir sehr gerne. Sie klingen interessant, aufregend, unterhaltsam, erotisch oder wenigstens angenehm. Denn sie haben diese besondere Stimme, bei der Sie sich fragen, ob es wirklich sein kann, dass genau SIE persönlich gemeint sind.

Diese universell als schön und besonders stimmig empfundenen Stimmen sind manchmal einfach ein Geschenk der Natur. Manchmal erstrahlen sie aber erst durch intensives Üben und bewusste Klangentfaltung in diesem kraftvollen Ausdruck.

Und hier ist die gute Nachricht: In den meisten Fällen spielt beides – Natur und Übung – eine Rolle. Auch wenn Ihnen bisher weder die Natur noch eine professionelle Stimmausbildung dieses klangvolle Strahlen mitgegeben hat, können Sie an und mit Ihrer Stimme arbeiten. Sie können entdecken, wo sie präsent und wo sie zurückhaltend ist und mit diesem Wissen die gesamten Facetten ihres Ausdrucks entwickeln! Ich nehme Sie mit diesem Buch an die Hand und begleite Sie auf dem Weg zu Ihrem gesamten stimmlichen Klangfächer und Ihrem ganz eigenen Ton.

Ich begleite Sie Schritt für Schritt – die Arbeit an und mit Ihrer Stimme können jedoch nur Sie selbst tun. Denn ihr Klang verändert sich nicht beim Lesen oder beim Darübernachdenken, sondern er entwickelt sich einzig und allein im Tun. Indem Sie sich bewusst Ihren persönlichen stimmlichen Herausforderungen stellen und mutig neue Klänge ausprobieren. Dann verändert sich mit der Stimme auch Ihre Wirkung, Ihr Ausdruck und Ihre Wirksamkeit. Probieren Sie es aus, es lohnt sich!

PHYSIOLOGIE, FUNKTION UND PARAMETER DER STIMME

Die Verwandlung des Atems in Klang

Der Klang Ihrer Stimme entsteht dadurch, dass die ausströmende Atemluft Ihre Stimmlippen in Schwingung versetzt und sich im Kehlkopf so in einen Ton verwandelt. Dieser Ton füllt Ihre Worte, Ihre Melodien und selbst Ihre unwillkürlichen Jauchzer und Seufzer. Um ihn zu generieren, müssen jedoch alle organischen, funktionellen und sogar emotionalen Faktoren stimmen.

Um sich den Vorgang der Entstehung von Stimmklang zu verdeutlichen, machen Sie gern dieses kleine Experiment: Legen Sie zwei Blätter Papier oder zwei etwas breitere Grashalme eng aneinander. Versuchen Sie dann, die beiden Blätter oder Gräser in der Mitte auseinanderzupusten. Nur wenn der Anblasedruck an den Lippen, die Spannung und Position der Blätter und vielleicht sogar der Grad Ihrer Freude daran zueinanderpassen, entsteht überhaupt ein Ton. Und vermutlich ist es Ihnen erst mit etwas Übung möglich, einen Ton gezielt anzusteuern oder sogar eine kleine Melodie zu bilden.

Wie auch immer Ihr Klangergebnis bei diesem kleinen Experiment sein mag, Sie erleben dabei ganz konkret das physikalische Phänomen der Verwandlung von Luft in Klang. In Ihrem Kehlkopf geschieht genau das Gleiche mit Ihrem Ausatem. Hier entsteht ein ganz besonders einzigartiger Ton: der Klang Ihrer eigenen Stimme!

Primärfunktion des Kehlkopfs: Vor der Stimme kommen der Atem ...

Nichts in unserem Körper ist zufällig, alle physiologischen Funktionen dienen immer zuallererst unserem (Über-)Leben. So stehen die Stimme und das Sprechen auch erst an zweiter Stelle in der Funktionshierarchie des Kehlkopfs. Bevor wir menschheitsgeschichtlich das Sprechen gelernt haben, hatte der Kehlkopf schon eine lebenswichtige Bedeutung für die Atmung. Diese erste Primärfunktion des Kehlkopfs ist der Schutz vor dem Ersticken durch Speichel oder Nahrung. Luft- und Speiseröhre liegen nämlich unmittelbar hintereinander, und wenn der Kehldeckel sich beim Schlucken nicht automatisch über die Luftröhre legen würde, könnte jeder Schluck und jeder Bissen für uns lebensbedrohlich sein. Nur weil die Luftröhre an Ihrem Eingang im Kehlkopf beim Schlucken reflektorisch verschlossen wird, können wir ohne größere Erstickungsgefahr alle Köstlichkeiten genießen.

... und der Körper!

Eine weitere Primärfunktion des Kehlkopfs besteht in seiner sogenannten Doppelventilfunktion. Durch einen kurzzeitigen Verschluss von Stimmlippen oder Taschenfalten[1] baut sich in der Lunge ein Über- oder Unterdruck auf, der den Körper bei kraftvollen Bewegungen stabilisiert. Die in Folge erhöhte Muskelspannung gibt dem gesamten Rumpf mehr Halt und sorgt dafür, dass er nicht durch den eigenen heftigen Impuls kollabiert.

Dieser Effekt wird in den traditionellen asiatischen Kampfkünsten auch noch durch den Kiai[2], den klassischen Kampfruf, verstärkt. Für alle Schiebe-, Stoß-, Tritt- oder ähnlichen Bewegungen vom Körper weg entsteht für kurze Zeit ein Überdruck gegenüber der Außenluft in den luftgefüllten Räumen der Lunge. Wenn das Ventil in der Kehle sich dann öffnet, schießt die gestaute Energie mit voller Kraft in die Bewegung und über den Klang der Stimme nach draußen.

Diese beeindruckende Erfahrung einer spürbar größeren muskulären Schlagkraft bei der Bündelung von Bewegungs- und Stimmimpuls habe ich selbst einmal in einem Taekwondo-Kurs gemacht. Nach anfänglicher Zurückhaltung wurde ich von Woche zu Woche mutiger darin, meine Schläge und Tritte gegen das Schlagpolster mit einem kraftvollen »Kyyy-ap!«-Ausruf zu unterstützen. Diese konzentrierte Koordination von Aktion und lautem Kampfschrei hat mir nicht nur das Gefühl von unglaublicher Stärke gegeben, sondern war auch extrem befreiend für meine Stimme. Falls Sie selten Gelegenheit haben, die ursprüngliche Power Ihrer Stimme zu erleben, ist ein Kurs in traditioneller Kampfkunst eine echte Option!

Aber natürlich ist die Doppelventilfunktion Ihres Kehlkopfes auch – jenseits aller Kampfkünste – unverzichtbar für jeglichen Körpereinsatz, für den Sie eine bestimmte Menge an stabilisierendem Druck benötigen. Ohne diese wichtige Primärfunktion wären Sie zum Beispiel gar nicht in der Lage, aus eigener Kraft Fremdkörper abzuhusten, zu niesen oder Ihren Darm zu entleeren. Und ohne den nötigen Druckaufbau wäre auch eine natürliche Geburt überhaupt nicht möglich. Kurzzeitiger Unterdruck unterstützt außerdem alle muskulären Bewegungen, die die Spannung zum Körper hinführen. Er entsteht zum Beispiel unwillkürlich, während Sie eine schwere Kiste zu sich heranziehen, klettern oder Klimmzüge trainieren.

Am Quell des Klangs – die Reise zur Schallquelle

Der Kehlkopf besteht aus Knorpeln, Bändern und Muskeln und sitzt direkt oberhalb der Luftröhre im Hals. Er ist nur muskulär mit den umliegenden Strukturen verbunden und damit recht beweglich. Sie können es vorsichtig ausprobieren, indem Sie versuchen, den Schildknorpel vorne am Hals mit zwei Fingern zu greifen und leicht hin und her zu bewegen.

Unmittelbar über dem Kehlkopf liegt der Kehldeckel, der sich beim Schlucken absenkt und somit verhindert, dass Speis und Trank in die Luftröhre gelangen.

Wenn wir uns doch einmal verschlucken und ein kleines Stück vom Essen unglücklicherweise am Eingang oder gar in der Luftröhre landet, bleibt uns nur noch der rettende Hustenreflex, um den Bissen schnellstmöglich wieder nach oben zu befördern.

Nach vorne zum Hals hin wird das Innere des Kehlkopfs durch eine schildförmig gebogene Knorpelplatte, den Schildknorpel, geschützt.

Im Zentrum des Kehlkopfs, gut geschützt durch die Knorpelplatte, Bänder und Muskeln, liegen die nur etwa 2–2,5 cm langen Stimmlippen.

Die Stimmlippen setzen sich zusammen aus den Stimmmuskeln, den Stimmbändern und der Schleimhaut, die alles umhüllt und sogar selbst als Randkantenschwingung an der Tonerzeugung beteiligt ist.

Die vorderen Ansätze der Stimmlippen sind am Schildknorpel unmittelbar nebeneinander befestigt. Hinten können sie über zwei kleine Stellknorpel, die Aryknorpel, zu einem Dreieck geöffnet werden. Der Raum zwischen den Stimmlippen wird

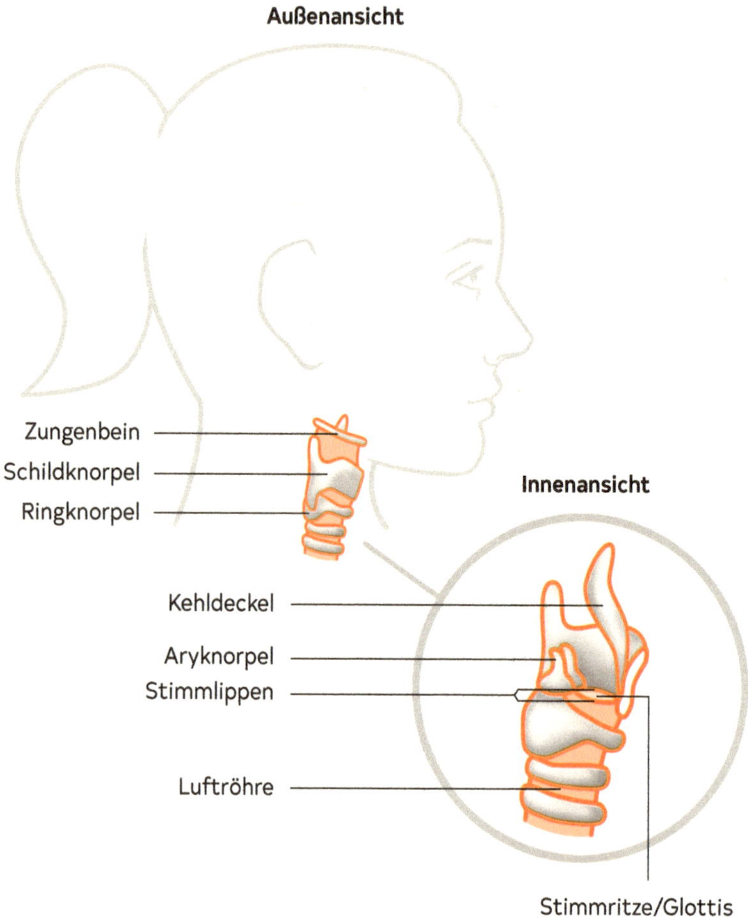

Der Kehlkopf

Stimmritze oder auch Glottis genannt. Hier befindet sich die primäre Quelle des Klangs: In der Glottis entscheidet sich, ob und auf welche Art die Luft in Klang verwandelt wird.

Die Stimmlippen-Positionen

In der *Respirationsstellung*, also beim geräuschlosen Atmen, sind die Stimmlippen wie ein gleichschenkliges Dreieck weit geöffnet. Die Luft kann lautlos ein- und ausströmen.

In der *Phonationsstellung*, also bei der Stimmgebung, liegen die Stimmlippen wie die zwei Grashalme aus dem Experiment ganz eng aneinander, sodass die ausströmende Luft sie in Schwingungen versetzen kann. Auch die hinteren Ansätze der Stimmlippen liegen hier durch die geschlossenen Stellknorpel eng aneinander, während der mittlere Teil sich in einem für das bloße Auge unsichtbaren Tempo von etwa 100–400 Hz, also 100–400 Schwingungen pro Sekunde, öffnet und schließt. Tiefe Töne erzeugen dabei die langsameren Amplituden, die hohen die schnelleren. Auf Frequenzen bis zu 400 Hz in der Stimme kommen aber normalerweise nur Kleinkinder.

Es gibt auch noch das sogenannte *Flüsterdreieck*. Beim Flüstern entsteht kein Klang, weil die Stimmlippen durch den muskulär aufgebauten Druck im Kehlkopf zu etwa zwei Dritteln fest aneinandergepresst werden. Die Atemluft entweicht nur durch das letzte Drittel im hinteren Bereich der Glottis und diese Engstelle erzeugt das typische Geräusch der Flüsterstimme.

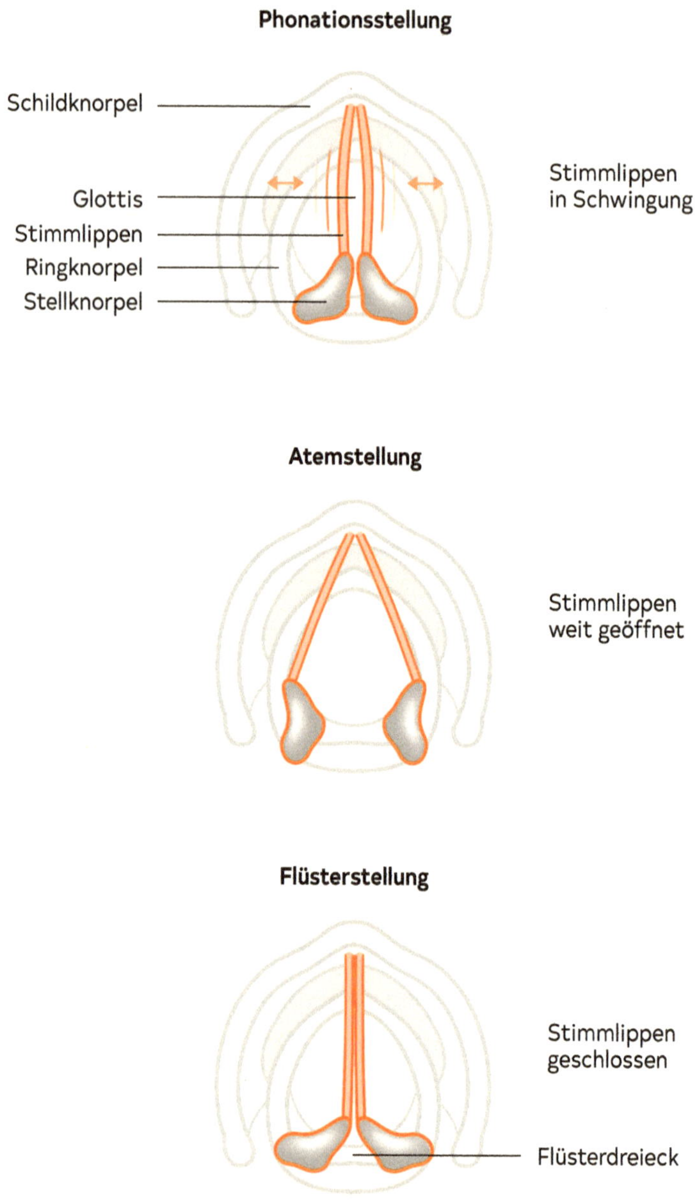

Die drei Stimmlippen-Positionen

WAS WIRKT ALLES AUF DEN STIMMKLANG EIN?

Die organischen Faktoren

Die strukturelle Einheit des Kehlkopfs verbindet den oberen Abschluss der Luftröhre mit dem Ansatz des Rachenraums. Seine spezifische Form, die Größe und die individuelle Beschaffenheit beeinflussen auf natürliche Weise die Funktionsweise des Stimmorgans und prägen infolgedessen auch seinen jeweils charakteristischen Klang.

Die Stimmlage

So, wie wir alle einen einzigartigen Körper haben, so hat jeder Mensch auch eine ganz individuelle Stimmlage. Besonders die Größe des Kehlkopfs und direkt damit verbunden die Länge und der Umfang der Stimmlippen entscheiden darüber, in welcher Lage Ihre Stimme beim Sprechen und Singen mühelos klingt.

Es kommt auch auf die Größe an

Um zu verstehen, warum die Größe eines Kehlkopfs (auch) mit über die Stimmlage entscheidet, stellen Sie sich am besten die sechs Saiten einer Gitarre vor.

Die oberste ist am dicksten und produziert den tiefsten Klang. Nach unten hin nimmt bei der Gitarre dann mit jeder Saite die Materialstärke ab und die Spannung zu. Je feiner die Saiten werden, umso schneller schwingen sie und umso höher ist ihr Grundton.

In etwa vergleichbar damit produzieren auch im menschlichen Kehlkopf längere Stimmlippen mit größerer Masse die tieferen Töne. Je größer der Kehlkopf ist, umso länger sind normalerweise auch die Stimmlippen.

Deutlich wird diese enge Verbindung von der Größe der Stimmlippen mit der Stimmlage, wenn Sie an den Stimmbruch von Jungen in der Pubertät denken. Für alle Jugendlichen ist diese Zeit geprägt von immensen persönlichen Veränderungen.

Bei jungen Männern wird dieser hormonelle, körperliche und mentale Umbau aber nicht nur äußerlich sichtbar, sondern zusätzlich auch noch beim Sprechen hörbar. Zeitgleich mit einem allgemeinen körperlichen Wachstumsschub wächst bei ihnen auch der Kehlkopf, und damit die Stimmlippen, besonders schnell. Sie legen dann sowohl an Länge (ca. einen Zentimeter) als auch in gleicher Relation an Umfang zu. Dieses ziemlich sprunghafte und dadurch oft ungleichmäßige Wachstum kann zu dem für den Stimmbruch typischen Kieksen oder Wegkippen der Stimme führen.

Erst wenn die intensive Wachstumsphase abgeschlossen ist, kann sich das gesamte stimmgebende System in den neuen Dimensionen einrichten und die Stimme ihre ausgewogene Spannung wiederfinden. Aus der helleren Kinderstimme ist dann in der Regel eine um etwa eine Oktave tiefere, erwachsene Stimme mit unverwechselbarem Klang geworden.

Auch bei Mädchen wächst natürlich in der Pubertät der Kehlkopf, allerdings meist in viel geringerem Umfang, nur um etwa ein bis drei Millimeter, sodass der Stimmwechsel in die Erwachsenenstimme bei ihnen weniger auffällig ist. Die weibliche Stimme vertieft sich nach dem Stimmwechsel um etwa eine Terz und entwickelt damit ebenfalls ihre unverwechselbare Klangfarbe.

Die Klangfarbe

Für die spezifische Resonanz Ihrer Stimme sind also sowohl Länge und Umfang als auch Art und Weise der Schwingungsbewegung Ihrer Stimmlippen wichtig. Über Ihre Klangfarbe entscheiden außerdem noch zu einem sehr großen Teil die gesamten luftgefüllten Räume in Ihrem Körper. Dazu gehören der Mund- und Rachenraum, die Nase mit allen Neben- und Stirnhöhlen und natürlich die Lunge. Hier setzen sich die Schallwellen aus dem Kehlkopf fort und bringen den Körper wie einen großen Klangkörper in Schwingung. Bis zu einem gewissen Grad und bei entsprechender Durchlässigkeit schwingen natürlich auch alle Organe, Knochen, Muskeln und Bänder mit. Das geschieht aber eher subtil und fein und ist für Sie vielleicht kaum spürbar. All diese resonierenden Räume bilden in Verbindung mit der spezifischen Art und Weise, in der Ihr Atem die Stimmlippen zum Schwingen bringt, ihren ganz individuellen Ton.

Einzigartigkeit

Die Bewegung der Stimmbänder generiert also im Ansatzraum einen spezifischen Klang, der sich in die luftgefüllten Räume des Körpers fortsetzt und hier die individuelle Körperresonanz entwickelt. Das ist vergleichbar mit einem Instrument, bei dem die Form und Schwingungsfähigkeit des Materials den ganz eigenen Klang dieses Instruments bestimmt. Wenn Sie einmal den Sound einer akustischen Gitarre kennengelernt haben, können Sie ihn immer wieder heraushören. Genauso sind Sie in der Lage, eine Person nur über die Stimme zu identifizieren, wenn Sie sie schon einmal sprechen gehört haben. Durch die Stimme und Sprechweise wird jeder Mensch ziemlich eindeutig wiedererkennbar. Vermutlich haben Sie es auch schon mehr als einmal erlebt, dass Sie auf der Straße, beim Bäcker oder auf Reisen unverhofft eine sehr vertraute Stimme hinter sich gehört haben. In Sekundenbruchteilen ist klar, dass Sie die Person von irgendwoher kennen: vielleicht aus dem Radio, einem Podcast oder der letzten Lesung im Literaturcafé?

Die funktionellen Faktoren

Die Stimmfunktion habe ich in schematischer Form weiter vorne schon beschrieben. Für ein besseres Verständnis der wichtigsten funktionellen Parameter beschreibe ich hier noch einmal etwas detaillierter den Atem und seine Beziehung zur Klangerzeugung an den Stimmlippen.

Der Atem

Der Atem hat die große Besonderheit, dass er einerseits ohne unser aktives Zutun einfach unwillkürlich geschieht – und dass wir ihn andererseits auch ganz bewusst und willkürlich steuern können. Wenn Sie glücklicherweise keine deutlich spürbaren Atemprobleme wie chronisches Asthma oder eine akute Bronchitis haben (und nicht gerade in einem Yoga- oder Achtsamkeitskurs waren), werden Sie Ihren Atem bis zu diesem Augenblick vielleicht auch nur eher beiläufig registriert haben. Erst wenn Sie sich bewusst Ihrem Atem zuwenden, beginnen Sie wirklich wahrzunehmen, wie er sich in diesem Moment anfühlt.

Das zu spüren, ist ohne Übung allerdings gar nicht so leicht. Wenn ich jemanden im Stimmtraining nach seinem Atem frage, lautet die Antwort meist: »Alles gut!«

Es ist schwierig, differenziertere Beschreibungen zu bekommen. Manche Menschen können auf Nachfrage noch berichten, dass die Nasenatmung nicht immer leicht ist – wegen einer Allergie oder einer schief stehenden Nasenscheidewand. Aber die wenigsten können auf Anhieb sagen, ob sie tendenziell eher tief oder flach atmen, mehr durch die Nase oder durch den Mund. Sie kennen ihren Atemrhythmus nicht und auch nicht die Länge und Intensität von Ein- und Ausatem oder deren Relation zueinander. Typische Anamnesegespräche verlaufen zu Beginn eines Trainings dann ungefähr so:

»Spüren Sie Ihre Atempausen?« – »Hmmm, ich weiß nicht genau …«

»Wo bewegt sich Ihr Atem im Körper?« – »Oh, vielleicht hier oben …?«

»Haben Sie genug Luft beim Sprechen?« – »Manchmal wird es eng …«

Diese zögerlichen Antworten machen deutlich, wie wenig der Atem für die meisten Menschen im Alltag präsent ist, solange er keine großen Auffälligkeiten zeigt.

Wann sprechen Sie?

Die meisten Menschen machen sich niemals tiefere Gedanken darüber, wie der Atem eigentlich im Zusammenhang mit ihrer Stimme und dem Sprechen steht. Fragen Sie doch mal versuchshalber ein paar Ihrer Freunde, was sie denken: ob sie beim Einatmen oder beim Ausatmen sprechen? – Vermutlich müssen die meisten erst einmal kurz nachdenken. Viele Menschen nutzen ihre Stimme so selbstverständlich, dass sie noch nie realisiert haben, dass sie tatsächlich *immer nur beim Ausatmen* sprechen. Stimme entsteht also nur »auf« der ausströmenden Atemluft. Ja, es stimmt, man kann auch beim Einatmen sprechen. Das klingt allerdings sehr speziell! Probieren Sie es gerne aus, aber verschlucken Sie sich dabei bitte nicht.

Der autonome Atem

Der Atem funktioniert also normalerweise sehr gut, ohne dass wir uns darüber bewusst sind. Woran das liegt? Ein kurzer Blick in unser Zentrales Nervensystem: Unser unwillkürlicher, automatischer und daher auch oft unbewusster Atem wird aus dem Atemzentrum im Gehirn gesteuert, das Teil des autonomen (auch vegetativ genannten) Nervensystems ist.

Das Atemzentrum liegt im verlängerten Rückenmark, der Medulla oblongata, und ist keine einheitliche anatomische Struktur, sondern vereint unterschiedliche Nervenzellen zu einer funktionellen Einheit. Verschiedene Gruppen von Nervenzellen senden abwechselnd Impulse für Einatmung oder Ausatmung und steuern so den Atemrhythmus und die Atemtiefe, entsprechend den aktuellen körperlichen Anforderungen. Dabei reagieren sie vor allem auf zentrale chemische Rezeptoren, die den Anstieg des Blutgehalts von Kohlendioxid oder einen Abfall des pH-Werts oder des Sauerstoffgehalts messen. Eine Aktivierung des Atemzentrums kann aber genauso über Rezeptoren in der Körpermuskulatur und durch Schmerzrezeptoren erfolgen und natürlich auch hormonell, wie zum Beispiel durch Adrenalin.

Diese verschiedenen Rezeptoren leiten die Reize ans Atemzentrum weiter, sodass jede körperliche Bewegung oder Berührung, aber auch jeder emotionale Moment wie Freude oder Gefahr, eine unwillkürliche Veränderung des Atems auslösen. Manchmal stoppt der Atem sogar für einen kurzen Augenblick komplett, zum Beispiel als Reaktion auf eine plötzliche und völlig überraschende oder schockierende Situation. Gerade dann ist es besonders wichtig, nach dem instinktiven Luftanhalten ganz bewusst wieder in den eigenen Atemrhythmus und natürlichen Atemfluss zurückzukehren.

Atem-Snack

Ihr Atem antwortet normalerweise ganz selbstverständlich mit einer vertieften Bewegung auf kurze körperliche Impulse – vorausgesetzt, Sie erlauben sich regelmäßig diese belebenden Momente. Wenn Sie sich nach stundenlangem Sitzen am Schreibtisch erst einmal ausgiebig dehnen und strecken, kann Ihr Atem sich dabei mit einem herzhaften Gähnen erfrischen. Oder wenn Sie im Urlaub zum ersten Mal bewusst die frische und würzige Luft am Meer oder in den Bergen riechen, äußert sich die pure Lust am Atmen unwillkürlich mit einem wohligen Seufzer. Nach solch einem natürlichen Impuls findet Ihr Atem leichter zurück in seinen eigenen Rhythmus.

Es reicht allerdings nicht, wenn Sie Ihrem Atem diese Möglichkeit der Regeneration nur einmal am Tag anbieten. Bauen Sie diese kurzen Atempausen mehrmals täglich in Ihren Alltag ein und versetzen sich gedanklich regelmäßig, vielleicht sogar am geöffneten Fenster, an Ihren Lieblingsort. Dann dehnen, gähnen und seufzen Sie nach Herzenslust, bis Sie spüren, dass Sie tiefer ein-, länger aus- oder insgesamt vollständiger im gesamten Körper atmen.

Übrigens: Es kann sein, dass Sie in den ersten Wochen Ihrer neuen Gewohnheit erst einmal ganz viel gähnen müssen. Vermutlich hat Ihr Körper dann einen gewissen Nachholbedarf. Aber keine Sorge, es reguliert sich normalerweise von selbst und nach kurzer Zeit fühlen Sie sich nach jedem kleinen Atem-Snack schnell erfrischt und wohl in Ihrem eigenen Atemrhythmus.

Ein ganzer Atemzug

In Ruhe verläuft Ihr Atem optimalerweise in drei Phasen: dem Einatem, dem Ausatem und der kleinen Pause, in der der nächste Einatemimpuls aus dem Atemzentrum entstehen kann.

Ein kompletter Atemzug in Ihrem eigenen Rhythmus läuft ungefähr so ab:

Einatem: Aus den Informationen der verschiedenen zentralen, chemischen, physikalischen, mechanischen und hormonellen Rezeptoren in Ihrem Körper leitet das Atemzentrum den Impuls für den Beginn eines neuen Einatems ab.

Das Zwerchfell kontrahiert und zieht sich abflachend nach unten in den Bauchraum, während die äußere Zwischenrippenmuskulatur aktiv den Abstand zwischen den Rippenbögen vergrößert und so den Brustkorb anhebt.

Die Lunge, die über das sie umgebende Lungenfell beweglich an Zwerch- und Rippenfellen anliegt, folgt passiv dieser aktiven Ausdehnung von Brustwandmuskeln und Zwerchfell. Das Lungenvolumen vergrößert sich und der dadurch in der Lunge entstehende Unterdruck lässt unmittelbar frische Außenluft einströmen. Diese sauerstoffreiche Luft strömt durch die Nase oder den Mund in den Körper ein, fließt durch den Rachen, den Kehlkopf und die Luftröhre, weiter durch beide Hauptbronchien in den linken und rechten Lungenflügel und verteilt sich bis in die kleinsten Lungenbläschen. Hier findet die innere Atmung statt, also der Gasaustausch, bei dem der Sauerstoff in den Blutkreislauf gelangt und das Kohlendioxid aus dem Blut in die Lunge abgegeben wird. Das physiologische Ziel der Einatmung ist hiermit erreicht.

Ausatem: Wenn das Atemzentrum aufgrund der erreichten Kohlendioxid-Sättigung im Blut das Signal zum Ausatmen gibt, entspannt das Zwerchfell und steigt kuppelförmig in Richtung Lunge und Herz nach oben, während die Rippenbögen und damit der gesamte Brustkorb sich wieder absenken. In Verbindung mit den eigenen Rückstellkräften der Lunge verkleinert sich also das Lungenvolumen und der so entstehende Überdruck bringt die sauerstoffärmere, dafür mit mehr Kohlendioxid angereicherte Luft nach draußen.

In der Ruheatmung, also wenn der Atem keiner besonderen Belastung unterliegt, entsteht hier, ganz am Ende des Ausatems, eine kleine Pause. In dieser Pause, die sich auch wie ein Moment der Leere oder in der Schwebe anfühlen kann, entsteht der neue Einatem-Impuls, und ein neuer Atemzug beginnt.

Die Lunge entleert sich übrigens selbst beim längsten Ausatem niemals komplett. Aber gerade deshalb, weil also immer ein Restvolumen an Atemluft in der Lunge bleibt, ist es besonders wichtig, den im Alltag oft eher flachen Atem regelmäßig mit bewusst langen und tiefen Atemzügen zu intensivieren, damit der Luftaustausch in den Lungenbläschen immer möglichst umfassend geschieht. Dieser umfassende, tiefe und vollständige Atem bewegt im Optimalfall Ihren gesamten Oberkörper mit Brustkorb, Bauch und Flanken in alle Richtungen.

Wie oft und wie viel atmen Sie?

In Ruhe atmen erwachsene Menschen mit einer durchschnittlichen Frequenz von etwa 12- bis 20-mal pro Minute ein Volumen von jeweils ungefähr einem halben Liter Luft ein und aus.

Diese Werte sind nur ein Anhaltspunkt, denn sie verändern sich natürlich ständig, abhängig von der aktuellen

Situation, dem individuellen Trainingszustand und der momentanen Aktivität einer Person.

In einer ruhigen Meditation können Geübte Ihren Atem zum Beispiel problemlos auf nur ein oder zwei Atemzüge pro Minute verlangsamen. Eine untrainierte Person schnappt bei intensiver körperlicher Aktivität in 60 Sekunden hingegen locker bis zu über 40-mal nach Luft. Da das für das gesamte menschliche System extrem energieaufwendig ist, arbeiten professionelle Sportler unter anderem ständig daran, ihre Herz- und Lungenkapazitäten auszubauen. Ein starkes Herz sorgt für eine gut durchblutete Muskulatur auch bei hoher körperlicher Leistung. Und zusammen mit dem größeren Lungenvolumen erreichen die Profis dadurch auch bei größter Anstrengung eine bessere Sauerstoffversorgung der Zellen, ohne dass ihre Atemfrequenz allzu sehr ansteigt. Was wir als Nichtprofis daraus lernen können, ist, dass eine regelmäßige körperliche Aktivität unseren Atem und damit auch die Stimmkraft stärken kann.

Wenn es um die Stimme geht, interessiert uns die ausströmende Luft besonders, da »auf« ihr der Stimmklang gebildet wird. Ein gut geführter, langer Ausatem schenkt den Stimmlippen mehr Energie und genug Zeit, um eine ausgewogene Schwingung für den passenden Stimmklang zu entwickeln. Ein langer Atembogen macht es leichter, einen Gedanken beim Sprechen in Ruhe zu entwickeln und ganz zu Ende zu führen. Das sichere Gefühl, ausreichend Luft zu haben für den gesamten Satz, ermöglicht Ihnen erst wirklich einen freien und damit authentischen Ausdruck. Denn die Dynamik des Atems passt sich automatisch viel besser an Ihre innere Dynamik an, und der Rhythmus des Atems unterstützt so Ihre individuelle Prosodie (den Sprechrhythmus, Ihr Tempo, die Betonungen, Pausen sowie alle anderen Akzentuierungen in Ihrem Sprechen oder Singen).

Die Fähigkeit, den Atem bewusst und willkürlich zu steuern, können Sie einsetzen, um Ihr Atemvolumen zu vergrößern und Ihren Atembogen zu verlängern. Mit gezielten Atemübungen unterstützen Sie eine Verlangsamung und Vertiefung der Bewegung des Zwerchfells. Dadurch werden Ihre Stimme und Ihr Sprechen oder Singen mit mehr Energie versorgt, die auch noch effektiver ausgenutzt werden kann.

Eine vertiefte Atembewegung stärkt zudem auch ein gesundes und vitales Körpergefühl: Jede intensive Bewegung des Zwerchfells »massiert« die gesamten darunter liegenden Bauchorgane. Oberhalb des Zwerchfells wird durch die Atembewegung auch das Herz leicht mitbewegt, das sich als einziges Organ – neben der Lunge – im oberen Brustkorb befindet. Wenn sich mit dem Einatemimpuls die Muskel-Sehnen-Einheit des Zwerchfells in die Tiefe des Bauchraums absenkt, dehnt sich infolge des sanften Drucks auf die Bauchorgane die Körpermitte etwas aus. Das in vielen Köpfen immer noch unbewusst geltende Credo »Bauch rein, Brust raus!« führt unglücklicherweise oft zum »paradoxen Atem«. Dabei wird der Bauchbereich beim Einatmen schmaler statt weiter und äußerlich geschieht scheinbar genau das Gegenteil der natürlichen Zwerchfellbewegung.

Wenn Sie jetzt gerade bei sich selbst beobachten, dass Sie Ihren Einatem nur in den oberen Brustkorb ziehen, OHNE dass der Bauch und die Körpermitte zumindest ein bisschen an Muskelspannung nachgeben und Raum für die Zwerchfellbewegung ermöglichen, empfehle ich Ihnen eine bewusste Beschäftigung mit Ihrem Atem in ganz entspannter, bequemer Position. Sie dürfen ihn dabei aber nicht unter Druck setzen – beobachten

Sie wie nebenbei nur aus einem Winkel Ihres Bewusstseins, welche Bewegungen er macht, wenn Sie ihn einfach mal machen lassen. Meistens reguliert er sich dann nach einer Weile selber. Sollten Sie unsicher sein, gönnen Sie sich ruhig mal eine Stunde bei einer Atemtherapeutin oder einer anderen Expertin in Sachen Körper und Atem.

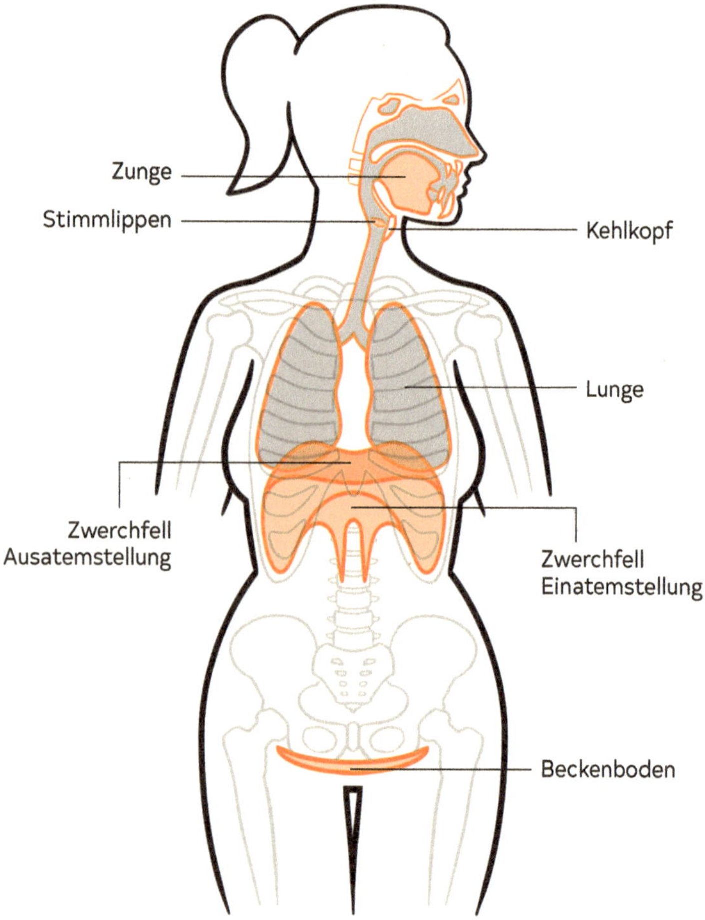

Das Stimmsystem

Zurück zum physiologischen Atem: Nach einem Moment des absoluten Tiefstands des Zwerchfells und damit einer großen Fülle eingeatmeter Luft steigt das Zwerchfell wieder. Mit dem Ausatem bewegt es sich (mehr oder weniger) langsam zurück in seine entspannte Position in einer Kuppelform unterhalb von Herz und Lunge. Diese beiden oberhalb des Zwerchfells liegenden Organe werden dabei sanft zusammengeschoben, der Bauch wird gleichzeitig wieder etwas flacher und die Körpermitte schmaler.

Den willkürlichen, geführten Atem können wir natürlich nicht nur zum Trainieren der Stimme verwenden, oder um die körpereigenen Organfunktionen zu aktivieren.

Bewusste Atemführung hat auch die Kraft, An- und Verspannungen zu lösen, Müdigkeit zu vertreiben, andere Bewusstseinszustände herbeizuführen – und noch so einiges mehr!

Darauf näher einzugehen, führt aber zu weit weg von unserem Stimmthema, daher schauen wir uns jetzt lieber an, auf welche Art und Weise Ihr Atem nun tatsächlich und ganz unmittelbar die Grundlage für die Entstehung Ihres individuellen Stimmklangs ist.

Der Atem als Stimmgenerator

Für die Phonation, wenn also die Stimme aktiv wird, schließen sich die Stimmlippen und setzen der ausströmenden Atemluft damit einen erhöhten Widerstand entgegen. In der darunterliegenden Luftröhre erhöht sich durch den Glottisschluss der Ausatemdruck. Die Stimmlippen können aber nur in Schwingung geraten, wenn der subglottische Druck in einem dynamischen Gleichgewicht zur Muskelspannung im Kehlkopf steht. Ist der Druck der ausströmenden Luft zu stark oder zu schwach, schwingen die Stimmlippen nicht mehr optimal. Die Stimme klingt dann nicht mehr voll und resonanzreich, sondern flach und rau. Dieses funktionelle Ungleichgewicht kann auf Dauer zu einem belegten, hauchigen oder heiseren Klang führen und in manchen Fällen auch zu organischen Veränderungen wie zum Beispiel kleinen Verdickungen an den Stimmlippen.

Der Ansatzraum

Der an den Stimmlippen erzeugte Ton wird zunächst im Ansatzraum geformt. Zum Ansatzraum gehören alle luftgefüllten Räume zwischen den Stimmlippen und der Mundöffnung. Dabei beeinflussen auch die Position und Bewegungen der Artikulationsorgane wie Zunge, Lippen und Kiefer den primären Stimmklang.

Wenn Sie ein Gefühl für Ihren Ansatzraum bekommen möchten, machen Sie bei geschlossenen Lippen eine imaginäre Kaubewegung. Nun stellen Sie sich vor, Sie essen gerade etwas sehr Köstliches und drücken diesen Genuss mit einem wohligen »mmmmmhh«-Ton aus, den Sie vielleicht innerlich sogar noch mit einem »Lecker!!« intensivieren. Nach kurzer Zeit füllt sich Ihr gesamter Mundraum mit diesem Klang – von den Stimmlippen bis zur Gaumenkuppel, von den Lippen bis in den hinteren Rachen. DAS ist Ihr Ansatzraum für den Stimmklang!

Störungen der optimalen Klangentfaltung – funktionelle Dysphonie

Gibt es in der Kehle oder im Körper Blockaden durch zu viel, zu wenig oder ungünstige muskuläre Spannungen, werden die Klangwellen an der Ausbreitung gehindert. Je mehr Blockaden, umso weniger Resonanz, so lautet hier die einfache Gleichung. Es reicht eine Anspannung direkt in der Kehlmuskulatur, wie sie sich zum Beispiel recht häufig am Ansatz des Zungenmuskels zeigt, um den

Klang der Stimme zu schwächen. Denn der im Kehlkopf generierte Klang hat erst mal noch nicht sehr viel »Verstärkerkraft« und benötigt besonders im direkt angrenzenden Ansatzraum gute Bedingungen zur Entfaltung seiner Brillanz. Wenn Sie sich erinnern: Die Stimmmuskeln sind ziemlich klein: Im Durchschnitt bei Männern 2 cm, bei Frauen 1,5 cm lang.

Was geschieht aber, wenn Sie trotz einer anhaltenden Fehlspannung einen klaren Klang in angemessener Lautstärke herstellen wollen? – Sie kompensieren, meist unbewusst, die empfundene Stimmschwäche mit übermäßigem Druck. Die Stimme hält diesen hohen Druck eine Weile aus, je nach Konstitution sogar über Jahre – aber irgendwann erschöpfen sich auch die ausdauerndsten Regenerationskräfte im Kehlkopf. Die Stimmlippen schließen dann trotz starken Drucks nicht mehr richtig und der Klang wird ungeachtet aller Kompensationsversuche nicht mehr klarer oder voller. Phoniater, also die Fachärzte für die Stimme, sprechen in diesem Fall von einer funktionellen Dysphonie, also einer gestörten Funktion der Stimmgebung, und empfehlen Ihnen dann häufig eine stimmtherapeutische Behandlung.

Die prägenden Einflüsse

Neben den rein organischen und funktionellen Einflüssen gibt es natürlich weitere starke Prägungen, die den Stimmklang bestimmen. Während die äußeren Merkmale wie Körperbau, Gesicht oder Augenfarbe sich in Familien oft eins zu eins vererben, wird die Art und Weise des Sprechens und der Stimmgebung häufig unbewusst übernommen.

Wenn Sie sich noch an die Zeit der Festnetztelefone erinnern, haben Sie es sicher auch mindestens einmal erlebt – Sie rufen Ihren Bruder an und erzählen gleich fröhlich drauflos, nachdem er sich mit seinem typischen »Hallo« gemeldet hat. Nach dem ersten Wortschwall Ihrerseits unterbricht Sie die Person auf der anderen Seite der Leitung mit einem leicht peinlich berührten: »Äh, ich bin nicht Papa, ich bin Paul.« Ups, ihr Neffe klang am Telefon genauso wie Ihr Bruder. Na ja, fast genauso.

Aber selbst später noch, nach der prägenden Phase als Kind, passen wir manchmal unsere Sprechweise an die Umgebung an. Nach einem Umzug in eine Gegend mit einem anderen Dialekt oder Sprache nähern wir uns unmerklich an die jeweilige Sprachmelodie an. Oder umgekehrt, man versucht die vertraute Melodie seiner Kindheit etwas abzumildern, weil alle um einen herum nur Hochdeutsch sprechen. Ein regionaler Dialekt oder eine andere Sprache hat zwar nicht unmittelbar etwas mit der Stimme zu tun – aber meist verändern sich mit einer anderen Sprechmelodie, Aussprache oder Sprache auch andere Aspekte im Klang.

Akzent und Dialekt

Für mich gehören eine individuelle Aussprache und Sprechmelodie mit zur Einzigartigkeit einer Person. Sie stärken für mein Gefühl sogar die persönliche Ausdruckskraft jedes Menschen. Das heißt natürlich nicht, dass Sie deswegen jetzt nicht an einer präsenten und verständlichen Aussprache arbeiten dürfen. Das Ziel, sich mit Leichtigkeit mitteilen zu können, ist eine großartige Motivation! Wenn der einzige Beweggrund für ein Sprechtraining jedoch die komplette Beseitigung von jeglichen sprecherischen Besonderheiten wäre, würde ich Ihnen möglicherweise sogar davon abraten. Denn Akzente und Dialekte öffnen wie nebenbei mit Leichtigkeit eine emotionale Ebene, die mit einem scheinbar perfekten Hochdeutsch nur selten einhergeht. Verstehen Sie mich richtig, es gibt sicher immer wieder gute Gründe, die eigene Herkunft auch sprachlich ganz hinter sich zu lassen, und wenn das so ist: Meinen Segen haben Sie! Wenn es Ihnen aber einzig um die scheinbare Perfektion des eigenen Sprechens geht, lesen Sie vor dem Termin bei der Sprechtrainerin bitte erst noch den nächsten Abschnitt, um etwas über die Kraft der Emotion in der Stimme zu erfahren.

Die emotionalen Faktoren

Stimme IST pure Emotion. Der Ton der Stimme kann die Bedeutung der Worte um 180 Grad wenden. Selbst ein lässiges »Hey!« oder sogar ein aus tiefstem Herzen kommendes »Fuck!« kann unendlich viele Bedeutungen haben, je nachdem wie die Stimme es einfärbt. Aber der Ton macht dem Gegenüber schon in dem einen Wort ziemlich eindeutig klar, ob es sich gerade um Freude, Flirt oder Verärgerung handelt.

Andersherum können auch noch so viele sorgfältig formulierte Worte in einem Text zu kommunikativen Missverständnissen führen, da die emotionale Einordnung des Inhalts nicht mehr eindeutig möglich ist. Es gibt nicht ohne Grund in vielen Unternehmen inzwischen die Grundregel, Probleme und Differenzen vorrangig im persönlichen Gespräch zu klären, da die Chance der weiteren Eskalation per Mail sehr hoch ist. Auch in den sozialen Medien ist dieses Thema allgegenwärtig – dem Austausch fehlt die individuelle stimmliche Färbung und der Inhalt steht ohne persönlichen Kontext im luftleeren Raum. Und wenn sich nicht sowieso alle schon einig sind in ihrer vom Algorithmus erstellten Filterblase, ist Misskommunikation hier leider eher die Regel als die Ausnahme.

Die Färbung der Stimme kann also die Worte einordnen, abmildern, oder auch verstärken. Das Entscheidende dabei ist, dass Sie sich der Wirkung Ihrer Stimme bewusst sind – und Ihren Ton je nach Situation anpassen. Dazu gehört eventuell auch, Ihren Ärger bewusst hinter sich zu lassen, sobald Sie in eine neue Situation eintreten. Passiert es Ihnen vielleicht auch manchmal, dass die Unzufriedenheit über das letzte Meeting im Büro noch in Ihrer Stimme weitergrummelt, auch wenn Sie schon seit einer halben Stunde mit Freunden im Biergarten sitzen? Natürlich sollen Sie Ihre schlechten Gefühle nicht einfach wegdrücken – wenn es noch etwas zu klären gibt, tun Sie das! Hin und wieder bleibt die Stimmung aber auch einfach noch unbemerkt wie eine dunkle Wolke über Ihnen hängen, und dann ist es hilfreich, einmal aktiv die emotionale Gangart zu wechseln.

Vielleicht haben Sie Lust auf ein kleines Experiment dazu? – Nein, gerade jetzt sind Sie nicht in der richtigen Stimmung dafür? Dann probieren Sie den folgenden kleinen Trick bitte erst recht gleich jetzt aus! Finden Sie keine Ausflüchte, selbst wenn Sie schon ahnen, was jetzt kommt – und selbst wenn Sie den Trick schon kennen. Die Minimalversion dauert gerade mal 60 Sekunden und ich verspreche Ihnen: Danach werden Sie ein kleines bisschen froher sein.

Lächeln Sie einfach!

Egal ob Sie sitzen, stehen oder liegen: Öffnen Sie Ihre Lippen, zeigen Sie Ihre Zähne und ziehen Sie Ihre Mundwinkel seitlich zu den Ohren hoch. Die Zahnreihen liegen locker aufeinander und Sie atmen nun genau 60 Sekunden lang und tief ein und aus. Aber bleiben Sie unbedingt bei dem breitesten Lächeln, das Ihnen möglich ist. Schauen Sie zur Sicherheit ruhig einmal kurz in den Spiegel und schauen nach, ob Ihre Zahnreihen wirklich weiß hervorblitzen.

Nach einer Minute entspannen Sie Ihr Gesicht wieder und machen da weiter, wo Sie eben unterbrochen haben. Nur eben jetzt ein ganz kleines bisschen besser gestimmt als zuvor.

Wenn die Stimme lächelt

Wenn Sie die Auswirkungen dieser emotionalen Aktivierung auf Ihren Stimmklang erleben möchten, probieren Sie doch gleich noch diese Kombination aus der Lächel-Übung und einem gesprochenen Satz.

Stellen Sie sich dafür aufrecht und bequem hin und sprechen eine imaginäre Begrüßung, bei der Sie sich mit Ihrem Vor- und Nachnamen vorstellen: »Guten Tag, ich bin Sophia Katschinski.« Lauschen Sie dabei dem Klang Ihrer Stimme. Nun lockern Sie sich kurz, dehnen und strecken Sie Ihren ganzen Körper und schütteln Sie Arme und Beine aus. Und jetzt lächeln Sie 60 Sekunden lang mit aktiver Öffnung der Lippen, wie oben beschrieben. Nach 60 Sekunden stellen Sie sich in der gleichen imaginären Situation wieder vor: »Guten Tag, ich bin Sophia Katschinski«, und hören sich dabei wieder selbst zu.

Wie haben sich die beiden Sätze für Sie angefühlt? Haben Sie sich beim zweiten Mal stärker mit Ihren Worten verbunden gefühlt? War der Klang wärmer, voller, klarer? – Wunderbar, denn dann können Sie davon ausgehen, dass nicht nur Sie selbst sich wohler fühlen mit Ihrer lächelnden Stimme, sondern dass diese Wirkung sich auch auf Ihre Gesprächspartner überträgt!

Der Lächeleffekt – positive Gefühle aktivieren

Und was passiert genau beim Lächeln? Es gibt zahlreiche Studien zu den positiven Auswirkungen – selbst beim unechten Lächeln. Wenn Sie lächeln, signalisieren Sie dem sympathischen Nervensystem, also Ihrem Notfallsystem für Stress und Gefahrensituationen, dass alles in Ordnung ist. Auch wenn Sie Ihr Lächeln nur muskulär produzieren, ohne dass es einem echten freudigen Gefühl entspringt, werden dadurch verstärkt Glückshormone in Ihnen produziert und Ihr Stresslevel sinkt.

Bewusstes Lächeln soll sogar die körperliche und mentale Leistungsfähigkeit steigern. Eliud Kipchoge, der schon zweimal olympisches Gold im Marathonlauf gewonnen hat, lächelt zum Beispiel immer dann besonders intensiv, wenn er in eine schwierige Laufphase kommt. Sie können den Effekt bei Ihrer nächsten sportlichen Herausforderung ja auch einmal testen.

In jedem Fall entspannt das beruhigend und zugleich stärkend wirkende Lächeln auch Ihre Stimme. Mit einem Lächeln im Gesicht klingen Sie sofort freundlicher, fröhlicher und zugewandter! Wenn diese einfache Übung so eine positive Auswirkung hat, warum nutzen Sie die Technik nicht einfach ab sofort regelmäßig vor wichtigen Telefonaten, Besprechungen und Präsentationen?

Die situativen Faktoren

Es macht einen Unterschied in Ihrer Stimme (hoffentlich!), ob Sie am Freitagabend in einer Bar sitzen und Ihrer Freundin von dem attraktiven neuen Nachbarn erzählen – oder ob Sie am Montagmorgen mit Ihrer Chefin über eine Gehaltserhöhung verhandeln. Wenn Sie wollen, dass Ihre Freundin gespannt zuhört, werden Sie Ihre romantischen Abenteuer nicht einfach mit einer sachlichen Stimme aufzählen. Genauso wenig wird es vermutlich mit mehr Geld am Monatsende klappen, wenn Sie Ihrer Chefin nur sehnsüchtig ins Ohr säuseln, was Sie für ihr Unternehmen wert sind.

Die jeweilige Kommunikationssituation und Ihre Rolle darin, die Umgebung, Ihre Intention, Ihr Gegenüber – die Gesamtheit dieser Dinge beeinflusst Ihre Sprechstimme. Haben Sie Angst, Vorfreude, gut geschlafen, ist Ihnen heiß oder sind Sie hungrig? All das wird in unterschiedlicher Intensität hörbar im Klang Ihrer Stimme, in der Lautstärke, dem Sprechtempo und dem Timbre. Ihre Stimme ist auf viele Arten einzigartig. Grundsätzlich, aber in den Feinheiten klingt sie sogar auch in jedem Moment anders.

Auf diese Parameter können Sie Einfluss nehmen, wenn Sie neue Sounds und Klänge ausprobieren wollen. Ihre eigene Stimme gewinnt so Spielraum für mehr Ausdruck, Stimmigkeit und Authentizität. Und Sie gewinnen die nötigen Fähigkeiten (und den Mut), Ihre einzigartige Person durchklingen zu lassen.

TEIL 2

DIE FÜNF ELEMENTE AUS DEM YOGA UND IHRE VERBINDUNG ZUR STIMME

DIE LEHRE DER FÜNF ELEMENTE IM YOGA

Die jahrtausendealte Tradition des Yoga und der indischen Philosophie lehrt, dass die gesamte physische Welt aus fünf grundlegenden Elementen besteht: Erde, Wasser, Feuer, Luft und Äther.

Wir Menschen vereinen diese fünf Elemente in uns, genau wie die gesamte belebte und unbelebte Natur auf unserem Planeten. Jedem Element sind dabei ganz spezifische Eigenschaften zu eigen:

Der **Erde** wohnt Stabilität und eine Richtung inne.

Das **Wasser** bahnt sich fließend einen Weg durch alle Hindernisse und verbindet oder trennt zwei Pole.

Das **Feuer** gebiert Sichtbarkeit und Wärme.

Die **Luft** berührt den Moment.

Der feinstoffliche **Äther** vernetzt all diese Elemente miteinander.

WIE UNTERSTÜTZEN DIE FÜNF ELEMENTE DAS ENTDECKEN IHRER STIMME?

Die Matrix der fünf Elemente aus dem Yoga fügt den Wahrnehmungsmöglichkeiten Ihrer Stimme eine ganz neue und wirkungsvolle Perspektive hinzu. Neben den rein funktionellen und körperlichen Übungen für die Stimme geben die starken Bilder und intuitiven Assoziationen der natürlichen Elemente einen praktischen und direkt umsetzbaren Ansatz für so ziemlich jede Situation des Lebens. Die Elemente weisen Ihnen oft schon über die Sprache den Weg:

Halten Sie eine wichtige Präsentation vor dem neuen Kunden? Um überzeugend zu sein, hilft sicher ein bisschen *Feuer* in Ihrer Rede!

Sie wollen einen Kompromiss in einer diffizilen Angelegenheit finden? Gut *geerdet* gehen Sie in jede Verhandlung.

Geraten Sie schnell in hitzige Diskussionen mit dem Liebsten, über eher unbedeutende Angelegenheiten? Dann achten Sie darauf, dass auch immer wieder *Luft* ist für die liebevollen Momente zwischen Ihnen.

Ihr Kind kommt mit Tränen in den Augen zu Ihnen gelaufen? Als Mutter oder Vater wissen Sie, wie Sie sich ihm tröstend zuwenden, ohne selbst vor Mitgefühl zu *zerfließen*.

Die spezifischen Eigenheiten der Elemente sind in vielen sprachlichen Bildern schon enthalten. Intuitiv erfassen Sie, worum es geht. Wenn Sie lernen, die fünf Elemente bewusst wahrzunehmen und einzusetzen, können sie Ihnen als eine geniale Landkarte dienen. Auf ihr erkennen Sie plötzlich ganz klar Ihre Stärken, aber auch Ihre blinden Flecken.

Sie haben die Möglichkeit, sich über die vertrauten und oft gegangenen Wege dieser Landkarte hinaus gezielt vorzuwagen auf noch unbekannte Pfade und unentdecktes Gelände. Sie können, unterstützt von Ihrer starken Stimme und ausgehend von bekanntem Terrain, neue Facetten entdecken, mit denen Sie sich noch umfassender ausdrücken können. Mit denen Sie tatsächlich gehört werden. Und mit denen Sie in der Lage sind, Ihre stimmliche Kommunikation bewusster zu führen.

Auf der Grundlage dieser Landkarte finden Sie alle Qualitäten der fünf Elemente, die Sie für eine stimmige Kommunikation benötigen.

NETWORKING NACH INNEN UND AUSSEN

In der Tradition des Yoga steht das Element Äther für den Klang selbst, der zugehörige Körperbereich ist die Kehle. Hier entsteht rein physiologisch die Stimme und damit die Fähigkeit, sich mit dem eigenen Klang selbst Ausdruck zu geben. Ihr individueller Stimmklang verknüpft die vier Elemente Erde, Wasser, Feuer und Luft in der zu Ihnen gehörenden einzigartigen Ausprägung. Jedes Gefühl, jeder Gedanke, jede körperliche Konstitution und noch viel mehr wird hörbar in Ihren Worten, Ihrer Sprechweise und Ihrer Stimme. All dies prägt jede Kommunikation, auch wenn Sie sich dessen nicht bewusst sind. Aber das gezielte Entdecken der Besonderheiten der einzelnen Elemente kann Ihnen helfen, sich klarer und eindeutiger auszudrücken. Es kann Sie unterstützen, in einer schwierigen Situation den angemessenen Ton zu treffen. Es kann Verbindungen schaffen und Missverständnisse vermeiden. Es kann Sie befähigen, zu führen, Grenzen zu setzen oder aufzulösen, und andere Menschen mitzureißen. Oder es kann Ihnen ermöglichen, Zuwendung, Liebe und Nähe auszudrücken.

All Ihre persönlichen Facetten finden sich in den unterschiedlichen Ausprägungen der Qualitäten der fünf Elemente in Ihnen wieder. Und diese einzigartige Kombination drückt sich über Ihre Stimme aus. Das ist der Grund, warum sie zugleich Ihre Visitenkarte und ein umfassender Ausdruck Ihrer gesamten Persönlichkeit ist.

WELCHE ELEMENTE SIND IN IHRER STIMME PRÄSENT?

Wie klingen nun die Elemente ganz konkret? Wie drücken sie sich in Atem, Körper und Sprechweise aus? Stellen Sie sich die folgenden Fragen, um einen ersten Eindruck zu bekommen, welche Elemente in Ihrer Stimme präsent sind und welche sich eher selten zeigen.

Typisch Erde

Ist Ihre Sprechweise eher langsam? Sprechen Sie überhaupt erst, wenn Ihnen etwas wirklich wichtig ist? Klingt Ihre Stimme dabei ruhig, tief und vielleicht sogar etwas monoton? – Das sind eindeutig erdige Qualitäten.

Der Atem ist dabei recht unauffällig, mit wenig äußerlich sichtbarer Bewegung. Im Körper drückt sich die Erde in einem stabilen, aufgerichteten Stand und damit sehr selbstverständlich wirkenden Standing aus. Gestik und Mimik sind eher bedächtig und minimalistisch, deuten aber, ohne herumzulavieren, immer auf den Punkt, um den es geht.

Das erdige Sprechen hat nicht den Impuls, Geschichten lustiger oder spannender zu machen, als sie sind, es klingt im Gegenteil sogar oft unaufgeregt wie ein Tatsachenbericht. Die erdige Stimme kann in ihrer Qualität des Unverhandelbaren je nach Situation eine angenehme Stabilität oder eine provokante Starrköpfigkeit ausstrahlen.

Typisch Wasser

Fließen Ihre Worte leichthin und zugewandt? Stellen Sie schnell eine Nähe zum Gegenüber her? Haben Sie eine melodiöse, klangvolle, helle Stimme, die mal zurückhaltend und mal kraftvoll klingt? Dann dominiert bei Ihnen vermutlich das Wasserelement in der Stimme.

Der Atem fließt im Element Wasser mit natürlicher Leichtigkeit ein und aus, kann sich aber bei großem Stress auch anstauen und so die Anspannung sogar noch verstärken. Der körperliche Ausdruck des Wassers zeigt sich oft in einem unwillkürlichen sprudelnden Bewegungsdrang. Beim Sprechen erkennt man das Wasserelement an den lebendigen und verbindenden Gesten. So bringt es seine Sympathie für das Gegenüber zum Beispiel mit wie selbstverständlich erscheinenden Berührungen zum Ausdruck. Das reine Wasser genießt es, temporär miteinander zu verschmelzen, löst sich bei Unstimmigkeiten aber auch schnell wieder aus dem gemeinsamen Flow.

Typisch Feuer

Füllt die strahlend warme Resonanz Ihrer Stimme locker den Raum? Sind Sie in der Lage, Ihr ganzes Team zu motivieren? Verhandeln Sie gerne und erfolgreich – und klingen dabei freundlich und selbstbewusst? Höre ich da ein freudiges »Ja!!!« mit drei Ausrufezeichen? – Dann können Sie es sich schon denken: Das Feuerelement ist bei Ihnen sehr ausgeprägt!

Der Atem ist deutlich im Zentrum des Körpers spürbar, von wo aus auch die feurige Stimme zu kommen scheint. Beim Sprechen ist Ihr ganzer Körper aktiv und in Bewegung und Ihre bildhafte Sprache ist ausdrucksstark und einnehmend. Sie sprechen die Worte so akzentuiert und deutlich aus wie eine professionelle Sprecherin. Jede alltägliche Geschichte kann aus Ihrem Mund zu einem faszinierenden Abenteuer werden. Das Feuerelement in der Stimme verwandelt Ihre Gedanken und Worte in farbenfrohe Bilder und Geschichten, die vor dem inneren Auge Ihrer Zuhörer höchst lebendig werden.

Typisch Luft

Haben Sie eine wahrhaftig berührende und berührbare Stimme? Kommen Ihre Worte sogar für Sie selbst manchmal ganz plötzlich und überraschend aus Ihnen heraus? Kommunizieren

Sie Ihre Entscheidungen klar und liebevoll – und sind Sie im Zweifel auch konfliktbereit? Dann weht das Luftelement durch Ihre Stimme. Die Stimme verändert sich hier mit dem Atem, klingt mal luftig und mal schneidend, aber immer sehr nah am Moment.

Der Atem ist im Element Luft spürbar wie der veränderliche Wind, mal ein sanft streichelnder Hauch, mal stürmisch und böig – oder auch für einen Moment kompletter Stillstand.

Der Körperschwerpunkt der Luftstimme liegt im oberen Brustkorb, dort wo die Atembewegung die Rippenbögen mit jedem Atemzug wie eine Blüte öffnet und schließt.

Die Stimme klingt im Luftelement genau wie die momentane innere Windstärke – verletzlich und innig bei sanftem Liebesgeflüster oder hart und scharf im Moment der Gefahr.

Typisch Äther

Klingt in Ihrer Stimme Ihre ganze Persönlichkeit durch? Stimmen Ihre Worte mit dem Klang Ihrer Stimme überein? Bauen Sie durch Ihre Kommunikation Brücken zwischen sich und dem Gegenüber, zwischen verschiedenen Themen oder gar unterschiedlichen Welten? Wenn das die Wirkung Ihrer Stimme und Worte ist, wird das schwer greifbare Äther-Element durch Sie erfahrbar. Ihr Körper, Ihr Atem und Ihre Sprechweise verknüpfen sich dann so stimmig miteinander, dass nicht nur Ihre Worte, sondern auch Ihr gesamtes Wesen hörbar wird. Das ist nur möglich, weil Sie auch ein Meister des Zuhörens sind. Sie lauschen genau, um daraufhin die Eindeutigkeit der Erde, das Fließen des

Wassers, die Ausdruckskraft des Feuers und die Wahrhaftigkeit der Luft in Ihrer Ätherstimme miteinander auszubalancieren. Dabei erfahren Sie sich selbst und Ihr Gegenüber so authentisch wie in diesem Moment möglich. Ihr Stimmklang ist die Brücke, auf der das Treffen stattfindet, durch Ihr Sprechen und Ihr Zuhören, als Sender und als Empfänger.

IM GLEICHEN ELEMENT SPRECHEN

Meistens gehen Menschen ganz selbstverständlich davon aus, dass sie das, was ihr Gesprächspartner sagt, ganz genau so verstehen, wie diese Person es meint. Und natürlich gilt auch umgekehrt die Erwartung, dass die eigenen Worte genauso aufgefasst werden, wie sie gemeint sind. Aber nur, weil die Worte des einen im Ohr des anderen landen und von dessen Sprachzentrum logisch verarbeitet werden, bedeutet das noch lange nicht, dass die gesendete Botschaft tatsächlich im ursprünglich gedachten Sinn beim anderen ankommt.

Es ist ein bisschen wie bei der Stillen Post, Sie hören etwas und interpretieren es sofort in einer Ihnen selbstverständlichen Logik. Oder eben in dem in Ihnen gerade aktiven Element. Nehmen wir an, Ihr Liebster sagt, er hätte heute Abend Lust auf Pizza. Sie hören seine Worte und freuen sich, dass er nun – wie schon öfter – für Sie beide zweimal Pizza Margherita beim Lieferdienst bestellt. Nach einer Stunde fragen Sie nach, wo denn die Pizzen bleiben. Der Liebste ist total erstaunt, denn er hatte nie etwas davon gesagt, dass *er* die Pizzen bestellt. *Sie* waren es, die seine Botschaft, vielleicht aus einer Erfahrung in der Vergangenheit heraus, (um)gedeutet hat. Und nun sitzen Sie beide hungrig und vermutlich auch etwas enttäuscht oder verärgert über den jeweils anderen da.

Selbst wenn wir unseren jeweiligen Gesprächspartner noch so gut zu kennen glauben – das Gesagte bleibt dennoch manchmal missverständlich oder einfach nur wirkungslos für das Gegenüber.

Wie kommt es zu diesen Lücken in der Kommunikation? Was fehlt, damit Sie wirklich genau die Botschaft hören können, die in diesem Moment zu Ihnen gesendet wird?

Jeder Mensch kommt aus einer individuellen Erfahrungs-, Gefühls- und Gedankenwelt. Daher bedeuten dieselben Worte bei einem anderen Menschen vielleicht etwas ganz anderes. Je genauer Sie auf den Ton hören, umso größer ist die Chance, dass Sie die Worte und den Klang der Stimme richtig interpretieren. Oder dass Sie zumindest realisieren, dass Sie nicht wissen, was der andere wirklich meint.

Die Elemente sind hier ein sehr guter Wegweiser – auch, um zu erkennen, welche Qualität durch Sie selbst gerade hörbar wird. Und wenn Sie dann noch darauf achten, in welchem Element Ihr Gesprächspartner gerade spricht, können Sie leichter verstehen, was er Ihnen genau sagen möchte. Und wenn Sie und Ihr Gegenüber im gleichen Element sprechen, also senden und empfangen, besteht auch tatsächlich die Möglichkeit für Sie beide, den anderen richtig zu verstehen.

DIE GESAMTE LANDKARTE DER ELEMENTE

An dieser Stelle wird deutlich, welches Potenzial für die Kommunikation in der Stimme und in der Landkarte der fünf Elemente schlummert. Nur, wie wecken Sie Ihr vollständiges stimmliches Potenzial? – Finden Sie Ihren individuellen Zugang zu allen fünf Elementen und beginnen Sie auf dieser Grundlage dann Schritt für Schritt damit, Ihre eigene Stimme immer mehr in Übereinstimmung mit sich und Ihrer Botschaft zu bringen. Und lauschen Sie dabei bewusst auch auf die unterschiedlichen Stimmqualitäten Ihrer Mitmenschen. Das Erweitern Ihrer stimmlichen Ausdruckskraft ist nämlich keine Einbahnstraße. Das aktive Zuhören ist für Ihre Entdeckungsreise in die vielen Facetten Ihrer Stimme genauso wichtig wie das eigene Sprechen, Singen und die mutige Erforschung Ihrer Klänge!

EINE TÜR IN JEDES ELEMENT

Vermutlich haben Sie inzwischen schon ein oder zwei Elemente identifiziert, die Ihnen sehr vertraut vorkommen. Das ist wunderbar, damit befinden Sie sich schon mal in dem Bereich Ihrer Landkarte, in dem Sie stimmlich viel unterwegs sind und sich sehr gut auskennen!

Doch wie finden Sie nun auch Zugang zu den übrigen Elementen und Gegenden, die Ihnen bisher noch fremd sind? Im Folgenden öffne ich Ihnen fünf Türen, für jedes Element eine. Ihren ersten Schritt machen Sie nur imaginär: Sie stellen sich auf die Schwelle der Tür zum jeweiligen Element und erfahren erst einmal viel über dessen Möglichkeiten, Fähigkeiten, Stärken und Herausforderungen. Erst danach gehen Sie den Schritt ins Element selbst.

Mit der praktischen Übung treten Sie wirklich ein ins Feuer, die Erde, die Luft, das Wasser oder den Äther. Sie probieren aus, wie das Element auf Sie selbst wirkt, wie Ihre Stimme darin klingt und wie Sie sich damit fühlen. Am besten machen Sie das erst mal allein und ohne Zuschauer, damit Sie wirklich frei sind beim Experimentieren. Neue Klänge jenseits der vertrauten Töne zu entwickeln, kann sich sehr intim anfühlen, jedoch auch freudig und spielerisch!

Die jeweiligen Übungen können Sie so lange machen und so oft wiederholen, bis das Element Ihnen ganz vertraut ist. Oder zumindest so weit greifbar, dass Sie sich zutrauen, den neu gewonnenen Ton in Ihrer Stimme auch tatsächlich anzuwenden. Das wird vielleicht nicht gleich am ersten Tag möglich sein – lassen Sie sich und Ihrer Stimme etwas Zeit. Aber bleiben Sie dran, damit die bis jetzt noch kaum genutzten Facetten bald ganz selbstverständlich zu einem aktiven Teil Ihrer stimmlichen Farbenvielfalt werden!

Tür zur Erde

LANGSAM, ABER SICHER

Standing • Gewicht • Ausrichtung • Potenzial • Ruhe • Stabilität • Langsamkeit • Starre • Festigkeit • Impuls

Monotonie oder Eindeutigkeit?

Die erdige Stimme klingt tief, ruhig, stabil, eindeutig. Ihr Impuls kommt aus der Basis der Wirbelsäule. Sie stellt fest. Sie bringt die Tatsachen auf den Punkt. Monoton, konzentriert, fokussiert. Ihr Klang drückt Standing aus, sie steht für sich ein. Sie ist die Stimme für all das, was nicht verhandelbar ist. Sie existiert auf eine gewisse Weise einfach aus sich selbst heraus.

Sie nutzen die erdige Stimme am besten für Verhandlungen, in denen Ihre Position absolut unverrückbar ist. Oder um im Chaos einer hitzigen Auseinandersetzung zwischen zwei oder mehreren Parteien einen ruhenden Pol zu bilden. Aber natürlich ankert Ihre Erdstimme auch Sie selbst, wenn Sie vorübergehend von Ihren eigenen Emotionen aus der Kurve getragen worden sind.

Ein langer Atem

Die Atemqualität im Element Erde ist langsam, tief und ruhig. Der Ausatem ist deutlich länger als der Einatem. Langsam und stetig bis zum Ende der Ausatmung steigt das Zwerchfell nach oben, dadurch verringert sich das Volumen des Brustkorbs und der Lunge, sodass die darin befindliche Luft ausströmt.

Am Ende der Ausatmung gibt es eine Pause, in der der sogenannte Nachhauch geschieht. Der Nachhauch ist ein fast unmerkliches Ausströmen der Atemluft, komplett ohne Druck und Zwang. Das Zwerchfell ist hier für einen kleinen Moment total entspannt und wartet in seiner Kuppelform direkt unter Lunge und Herz auf den nächsten Einatemimpuls. Erst wenn das Atemzentrum im Gehirn diesen Impuls lossendet, senkt sich das Zwerchfell ab in Richtung Bauchraum. Bauch, Becken und Körpermitte geben gleichermaßen dem Einatemimpuls nach, sodass das Zwerchfell tief nach unten kontrahieren kann. Durch diese Bewegung wird die Lunge geweitet und die Lungenbläschen füllen sich durch den entstehenden Unterdruck erneut mit Luft für den unmittelbar folgenden nächsten Ausatem.

Das Geheimnis der Stabilität …

In der optimalen Qualität der Erdestimme hat der Körper eine klare vertikale Ausrichtung.

Im Stand gibt es eine sichtbare und spürbare Verankerung in die Erde, über die Verbindung von Becken, Beinen und Füßen. Physikalisch ermöglicht es uns nur die Schwerkraft, aufrecht zu stehen. Vom Steißbein aufwärts balanciert die Wirbelsäule über der eigenen Basis bis gefühlt zum höchsten Punkt des Kopfes, dem Scheitelpunkt. Das gesamte Knochengerüst des Körpers richtet sich in der vertikalen Achse so fein aus, dass die Muskulatur kaum noch Haltearbeit leisten muss. Der Körper wird mehr oder weniger von der Schwerkraft getragen und aufgerichtet.

Bei zu wenig »Erde« fehlt diese klare Ausrichtung, der Körper ist gebeugt oder allein muskulär gehalten, was auf lange Sicht zu einer Erschöpfung der Haltemuskeln und damit auch wieder zu Haltungsschäden führt. Bei zu viel »Erde« kann der Körper starr und unflexibel werden, sodass er auf plötzliche Impulse nicht mehr angemessen reagieren kann.

… liegt in der Aufrichtung!

Um dieses aufgerichtete und zugleich geerdete Körpergefühl selbst einmal herzustellen, beugen Sie bitte im Stand die Knie etwas, um mehr Gewicht in die Oberschenkel zu bringen. Das Becken hängt mit seinem Gewicht angenehm schwer an der unteren Wirbelsäule und bildet die Basis: Nach unten hält das Becken nun über die stabilen Beine und gut geerdeten Füße Verbindung zur Erde. Durch die Ausrichtung an der Schwerkraft hat die Wirbelsäule die Möglichkeit, sich organisch in ihrer doppelten S-Form bis zum Kopfgelenk hin aufzurichten. Über dem obersten Halswirbel, dem Atlas bzw. Kopfgelenk balanciert der Kopf frei, sodass sich eine gedachte feine Linie zwischen Steißbein und Scheitel bildet. Bleiben Sie einen Moment in dieser Position und spüren Sie, welche Veränderung diese Haltung in Ihnen auslöst. Wie bewegt sich der Atem, wie fühlt sich der Körper an?

Hinweis: In der Wahrnehmung der Wirkung versuchen Sie Einordnungen wie »angenehm« oder »unangenehm« zu vermeiden, denn oft werden noch eher unbekannte Erfahrungen vom Körper nicht sofort auch als angenehm empfunden – finden Sie stattdessen beschreibende Worte wie »schwer«, »fest«, »wackelig« und andere konkrete Adjektive.

So. Ist. Es.

In der Erdstimme sprechen wir kurze, prägnante Sätze. Die Sätze enden mit einem deutlichen Punkt. Die Stimme senkt sich zum Ende des Satzes hörbar. Die Worte sind eindeutig und stehen für sich – ohne überflüssige Höflichkeitsfloskeln. Die Erdesprechweise kann auch introvertiert wirken, da sie nicht unbedingt aktiv sendet. Sie hat eher etwas von einem Tatsachenbericht, über den es einfach nichts zu verhandeln gibt.

Einfach eindeutig sein.

Probieren Sie einmal Folgendes: Sie stellen sich wie oben beschrieben mit leicht gebeugten Knien stabil hin. Sie sprechen den Satz: »So ist es.« Dabei führen Sie die Stimme von dem »So« über das »Ist« in der mittleren Sprechstimmlage zu einem »Es« in der tiefen Sprechstimmlage. Nun sprechen Sie bitte auch noch den Punkt mit: »Punkt.«

Der ganze Satz würde aufgeschrieben jetzt ungefähr so aussehen: »So.« – »Ist.« – »Es.« – »Punkt.« Bei jedem Wort sinkt die Stimme etwas tiefer. Spielen Sie gerne etwas mit diesem Satz, sprechen Sie ihn noch etwas langsamer, etwas monotoner, etwas eindeutiger, als Sie es gewohnt sind. Lassen Sie den Klang des »So. Ist. Es.« dann einen Moment im Raum stehen und setzen dann erst das »Punkt.« hinterher. Machen Sie sich keine Gedanken über Ihren Atem – für diese wenigen Worte wird immer genug Luft in der Lunge sein. Aber geben Sie jedem Wort Stimme, machen Sie den Klang der einzelnen Laute hörbar. Lassen Sie dabei jeden Laut auf seine einzigartige Weise erklingen – ohne etwas hinzuzufügen oder zurückzuhalten.

Zu viel Erde – Wenn die Stimme unter Druck gerät

Herr D. strahlt beim Reinkommen eine angenehme Ruhe aus. Seine Stimme bildet jedoch sofort einen starken Kontrast zu diesem ersten Eindruck, sie klingt rau und schon jetzt am Vormittag etwas angestrengt und gepresst. »Es kratzt beim Sprechen im Hals«, kommt er nach unserer Begrüßung auch gleich auf den Punkt. Mit zurückgenommener, recht leiser Stimme spricht er weiter: »Die Stimme kommt oft erst richtig raus, wenn ich mich kräftig räuspere.« Ich frage ihn nach seinem täglichen Sprechpensum: »Wie viel Prozent des Tages verbringen Sie mit Sprechen?« – »Beruflich? Viel! Kundengespräche, Präsentationen, Teammeetings. Wahrscheinlich 70 Prozent meiner Arbeit besteht aus Reden. Früher hatte ich nie Probleme mit meiner Stimme – ich war höchstens mal einen Tag heiser, wenn ich stark erkältet war. Aber jetzt strengt mich das Sprechen an. Eigentlich immer.«

Mich interessiert natürlich, wann er das Kratzen und die Sprechanstrengung zum ersten Mal bemerkt hat. Herr D. presst die nächsten Worte fast heraus: »Im Lockdown fing das erst langsam an und wurde dann immer schlimmer. Dabei hat sich an der eigentlichen Sprechbelastung gar nichts geändert für mich. Nur dass ein Teil meines Teams im Büro und auch viele meiner Kunden seitdem nur noch remote arbeiten und alle wichtigen Besprechungen per Videokonferenz stattfinden. Das liegt mir nicht so – aber es ist ja nun mal das ›neue Normal‹ und lässt sich nicht ändern.« – Ich horche auf. Herr D. hat mir mit seiner Bemerkung zu der Umstellung auf Onlinemeetings einen wichtigen Hinweis auf einen möglichen Ansatzpunkt für unser Stimmtraining gegeben.

Remote-Arbeit

Der plötzliche, fast 100-prozentige Wechsel von persönlichen Besprechungen zu Onlinemeetings, der mit dem Beginn der Pandemie Einzug hielt, bringt für viele Menschen eine unvorhergesehene stimmliche Belastung mit sich. Die Remote-Arbeit, mit all ihren Vorteilen, stellt uns auch vor einige komplett neue Herausforderungen.

Mehrere Dinge kommen zusammen: Im Homeoffice am Bildschirm bewegen sich die meisten Menschen auf einmal viel weniger als zuvor im Büro. Allein der Weg zur Arbeit fällt weg. Wenn Sie den Frühstückstisch mit zwei Handgriffen zum Schreibtisch umfunktionieren, spart das zwar Zeit. Aber vielleicht hat Ihnen der morgendliche Gang zur U-Bahn oder die Fahrt auf dem Fahrrad ins Büro ja vorher genau die nötige Bewegung geschenkt, um danach mit frischem Kopf in den Tag zu starten. Diese kleine körperliche Aktivierung fehlt nun.

Wenn Sie von morgens bis abends nur sitzen, wird Ihr Atem zwangsläufig flacher und der Muskeltonus kommt aus dem Gleichgewicht. Körperliche Verspannungen, geistige Ermüdung und sogar emotionale Tiefs sind die Folge, wenn wir – ohne die kleinen Wege zwischendurch von einem physischen Raum zum nächsten – nur per Mausklick von einem digitalen Meeting direkt ins nächste springen.

Dazu kommt ein großer Unterschied durch die Art und Weise, *wie* wir online kommunizieren. Denn ein oft unbewusster, aber ganz wichtiger Teil des Austauschs geht in den Videocalls größtenteils einfach unter. All die kleinen körpersprachlichen Signale, die wir im Gespräch mit anderen unaufhörlich aussenden und die eine tiefere Verbindungsebene aufbauen, laufen ins Leere. Man kann sich nicht mehr physisch zum Gesprächspartner hinwenden und es gibt über Video keinen direkten Blickkontakt mehr. Außerdem wird das in persönlicher Runde hörbare kleine Einatem-Geräusch kurz vor dem Sprechen von der automatischen Geräuschunterdrückung – na was wohl? – genau: automatisch unterdrückt!

Das Ergebnis? Wir können unsere Botschaft noch so perfekt in den Äther senden – wir bekommen in allen gängigen Videokonferenzsystemen keine unmittelbare Antwort mehr. Zumindest keine, die all unsere menschlichen Kommunikationskanäle in ihrer herrlichen Vielfalt auf allen Ebenen befriedigen würde.

Ich frage erst etwas genauer nach, um meine Vermutung abzuklären. Tatsächlich, zeitgleich mit der Umstellung auf die Onlinemeetings fielen Herrn D. die Probleme mit seiner Stimme zum ersten Mal auf. Nach einem Tag voller Digitalkonferenzen wurde seine Stimme nun manchmal heiser und der Hals fühlte sich eng an: »Ja, das ist so. Früher waren viele, auch ausdauernde Besprechungen am Tag kein Problem für mich. Aber nun, online, wird das Sprechen nach zwei oder drei Meetings mühsam.«

Ich frage nach aktuellen körperlichen Beschwerden. »Der Nacken und der untere Rücken sind steif. Und das rechte Knie macht immer noch Probleme.« Nach einer Knieverletzung musste er sein regelmäßiges Lauftraining aufgeben. Anstelle dessen stehen Physiotherapie und langsamer Muskelaufbau für das Knie auf dem Programm. »Das ist notwendig, entspannt mich aber lange nicht so sehr wie das Laufen«, beschreibt er seinen aktuellen Bewegungsmangel. Ohne den gewohnten körperlichen Ausgleich wird es zunehmend schwieriger für Herrn D., den Stress und Druck des Tages am Abend oder am Wochenende wieder loszuwerden.

Damit fangen wir dann gleich in dieser ersten Stunde auch an: Stressregulierung durch wohltuende atemrhythmische Bewegungen, die den Atem wieder stärker ins Fließen bringen, die Muskulatur lockern und die feste Kieferspannung etwas lösen: Dehnen, Schulterkreisen, Handgelenke schütteln und andere Techniken, um die Körperspannung auszugleichen.

Wenn die Stimme unter Druck steht, ist es erst einmal wichtig, auch die den Kehlkopf umgebende kräftige Haltemuskulatur in einen Zustand der Wohlspannung zu bringen. Schultern, Nacken, Kiefer – die meisten von Ihnen kennen wahrscheinlich den unangenehmen Schmerz, den eine Festigkeit in diesen Bereichen auslösen kann.

Dass zum Beispiel Schulterverspannungen auch die Stimme beeinträchtigen können, wissen vor allem professionelle Sänger, die aufgrund der jahrelangen Beschäftigung mit ihrer Stimme jede auch nur kleinste Veränderung ihres Stimmklangs sofort registrieren. Es sind manchmal nur Nuancen, aber auch für uns Alltagssprecher gilt: Ohne eine gewisse Flexibilität der größeren Muskel- und Sehnenstrukturen haben die Kehlkopfmuskeln wenig Spielraum, ihr Feintuning für einen freischwingenden Klang auszuführen.

Für die zweite Stunde verabrede ich mich mit Herrn D. zu einer Onlinekonferenz. – Vielleicht finden Sie es paradox, im Stimmtraining gleich zu Beginn mit dem größten Stressfaktor für die Stimme zu starten? Ja, ich gebe Ihnen recht, das bedeutet tatsächlich einen gewissen Stress für den Klienten.

Andererseits ist es unglaublich aufschlussreich, die belastete Stimme in der anstrengenden Sprechsituation selbst zu erleben. Und da es nur ziemlich selten möglich ist, die Klienten im echten Alltag zu begleiten, bitte ich sie oft, eine ähnliche Situation mit mir nachzustellen. Im »Spiel« kann ich meinen ersten Eindruck prüfen und genau hören, wann was beim Sprechen konkret passiert.

Und tatsächlich, auch bei Herrn D. entdecken wir im Onlinemeeting noch ein paar interessante Details, die ihm vorher gar nicht bewusst waren. Er bemerkt: »Wenn ich anfange zu sprechen, komme ich beim ersten Versuch oft gar nicht durch. Dann versuche ich es noch mal, lauter.« Die Software erkennt und überträgt seine ruhige und eher leise Art zu sprechen oft gar nicht, vor allem, wenn ich zur gleichen Zeit dynamisch zu sprechen beginne.

Herr D. kennt das Phänomen auch aus seinen »echten« digitalen Konferenzen, in denen er sich deswegen inzwischen vor dem Sprechen immer erst räuspert. Er baut dadurch schon vor dem Sprechen einen hohen stimmlichen Druck auf und spricht danach außerdem noch lauter als eigentlich nötig: »Ich habe gerade so ein unangenehmes Kloßgefühl im Hals«, beschreibt er seine Wahrnehmung in unserem Testlauf, »das kenne ich auch schon aus beruflichen Meetings. Wenn ich einen längeren Part in einer Präsentation habe, bekomme ich irgendwann genau dieses Gefühl im Hals. Und selbst nach dem Meeting werde ich es nicht wieder richtig los.«

Das ist nur allzu verständlich, denn ohne ein aktives, bewusstes Lockern steigt ja mit der Dauer der Sprechbelastung der Druck weiter an und macht irgendwann jedes Wort zu einer anstrengenden Aufgabe: »Dieser hohe Druck, der beim Sprechen auf Ihrer Stimme lastet, ohne Phasen der Lockerung und Regeneration zwischen den Besprechungen, erschöpft irgendwann selbst die stärkste Stimme«, erkläre ich, was da physiologisch bei ihm geschieht. »Ihr Kehlkopf bleibt in einer Daueranspannung und die Stimmlippen schwingen nicht mehr frei. Sie hören das am rauen, engen Klang Ihrer Stimme. Und Sie merken es daran, dass Ihre Stimme sich nur noch über Druck und starkes Räuspern aktivieren lässt. Aber auch diese Art der Stimmaktivierung funktioniert leider – oder zum Glück! – nur eine gewisse Zeit, denn irgendwann kommen die recht zarten inneren und äußeren Kehlkopfmuskeln an einen Punkt, an dem sie so erschöpft sind, dass sie gar keinen frei schwingenden Klang mehr produzieren können.«

Ganz so weit ist es bei Herrn D. noch nicht. Aber seine Stimme vermittelt auch nicht mehr diese angenehme Ruhe und Besonnenheit, die er als Person immer noch ausstrahlt. Das Sprechen, das vorher so – wortwörtlich – reibungslos funktionierte, wird auf einmal zu einer Hürde für jede Kommunikation: »Ich vermeide wegen der Stimmprobleme auch schon mal Telefonate und delegiere wichtige und eigentlich spannende Präsentationen an meine Mitarbeiter«, erzählt Herr D. frustriert. Die Not ist also groß – und es ist höchste Zeit, einen neuen Umgang mit der Stimme zu finden.

Der erste Schritt ist – wie immer – die Erkenntnis. *Festzustellen*, dass die Stimme nicht mehr so funktioniert wie gewohnt, und *aktiv* zu werden, sind aber zwei unterschiedliche Schritte. Wenn es Ihnen wie Herrn D. geht und Sie den ersten Schritt gemacht haben, können Sie mit dem zweiten Schritt beginnen.

Probieren Sie das mal

Um die durch zu viel Druck festgefahrene Stimme wieder in Fluss zu bringen, können Sie Folgendes tun:

Einatmen, Ausatmen, Pause (atemrhythmische Bewegung)

Stellen Sie sich aufrecht hin, die Füße etwa schulterbreit. Beugen Sie die Knie und überkreuzen Ihre Arme, während Sie den Oberkörper wie in einer tiefen Verbeugung vorneigen, Blick zum Boden.

Aus dieser Vorbeuge richten Sie sich Wirbel für Wirbel entlang der Wirbelsäule langsam wieder zu voller Größe auf. Dabei atmen Sie genüsslich ein und breiten Ihre Arme seitlich aus wie Flügel, strecken sie im Stand dann bis ganz nach oben und dehnen sich in die Länge. Die Hände berühren sich über dem Kopf (an den Handrücken oder den Handflächen, so wie es sich für Sie gut anfühlt) und innerlich wachsen Sie in Ihrer Vorstellung ein paar Millimeter in die Höhe.

Mit dem nächsten Ausatem führen Sie die bis in die Fingerspitzen sanft gestreckten Arme über die Seiten wieder zurück neben den Körper. Am Ende des Ausatems lassen Sie bewusst locker: Hände, Arme und Schultern entspannen für einen Moment komplett. Pause.

Wenn Sie so weit sind, beginnen Sie mit der nächsten Runde, indem Sie wieder zuerst die Knie beugen (wichtig für den Rücken) und Ihre Arme vor oder unter sich (je nachdem wie tief Sie in die Vorbeuge gehen) kreuzen. Der Einatem richtet Sie wie eben beschrieben auf, der Ausatem führt die Arme zurück in die entspannte Position an beiden Seiten des Körpers. Und besonders wichtig, am Ende des Ausatems: die Arme bis in die Fingerspitzen entspannen!

Wiederholen Sie diese atemrhythmische Übung so lange, bis Sie spüren, dass Ihre Bewegung und Ihr Atem anfangen, miteinander zu fließen. Jeder Atemzug ist einzigartig, jede Bewegung ebenso, bleiben Sie also wach und neugierig, wie sich jede neue Runde anfühlt.

Zum Abschluss bleiben Sie einen Moment ganz ruhig stehen und beobachten die Veränderungen, die diese kleine Übung in Ihnen ausgelöst hat.

Tipp zur Intensivierung

Sie können beim Herunterführen der Arme Ihren Ausatem hörbar machen, indem Sie den Luftstrom an den Lippen etwas bremsen. Das geht zum Beispiel sehr gut mit einem langgezogenen stimmlosen »Fffffff«, »Ssssss« oder »Schschschsch«, das so klingt, als wenn aus einem Fahrradreifen Luft entweicht. Durch das Abbremsen der ausströmenden Luft an den Lippen verstärkt sich die Wirkung der Übung noch einmal.

High Intensity

Atemübungen können zu Beginn eine sehr intensive Wirkung zeigen. Positiv wie negativ. Sie können sich absolut erfrischt fühlen danach, zentriert und ruhig oder voller Tatendrang. Sollte Ihnen allerdings während des Übens schwindelig werden, machen Sie bitte sofort eine Pause. Wenn der Schwindel oder andere unangenehme Empfindungen immer wieder kommen, ist die Übung momentan nichts für Sie. Wir reagieren alle unterschiedlich auf eine Veränderung unseres gewohnten Atemmusters und nicht jede Aktivierung ist zu jedem Zeitpunkt hilfreich. Wenn es Ihnen dabei so geht, wählen Sie eine alternative Übung aus – oder werden Sie kreativ und finden Ihre eigene Form der atemrhythmischen Bewegung. Im Grunde können Sie jede bewegte Tätigkeit im Rhythmus Ihres Atems durchführen – das

Zähneputzen, Ihre täglichen Wege (als Gehmeditation) oder Ihren Lieblingssport. Wer regelmäßig Yoga übt, ist diesbezüglich übrigens klar im Vorteil, denn der Atem ist einer der grundlegenden Aspekte des Yoga und begleitet so gut wie jede Asana, also die traditionellen Yogapositionen. Aber selbst im Yoga gilt: Nicht jede Atemübung passt für jede Person in jedem Moment. Ihr Atem ist sogar noch individueller als Ihre Stimme. Denn *vor* dem Ton kommt der Atem.

Mnjam, mnjam, lecker ...

Diese Übung können Sie in jeder Position, bei jeder Bewegung und besonders gut beim Essen machen. Das Einzige, das Sie dafür brauchen, ist der Mut, wieder einmal etwas so laut genießend zu essen wie als Kind. Vielleicht haben Sie sich diese Fähigkeit aber ohnehin erhalten, dann wird die folgende Aufgabe ein Leichtes für Sie sein. Denn an genau dieses genüssliche Kauen knüpft unsere nächste Übung an.

Stellen Sie sich vor, dass Sie etwas Köstliches essen und dabei ein wohliges »Mmmhhh« seufzen. Kauen Sie mit geschlossenen Lippen und verwandeln Ihren imaginären Genuss in Klang. Sobald dieser schwelgende »Mmmhhh«-Seufzer gefühlt Ihren ganzen Mundraum ausfüllt, öffnen Sie die Lippen ein wenig und entlassen den Ton aus dem Mund.

Lassen Sie aus dem »Mmmhhh« ein »Mnjammmmm« oder »Mmmnjommmm« werden, das ruhig auch ein bisschen schmatzend klingen darf.

Summen, schmatzen und genießen Sie so lange, bis wieder ein Gefühl von Freiheit, Weite und Vibration in Ihrer Kehle spürbar ist.

Übrigens, das viel geschmähte Schmatzen ist zwar nicht das ästhetischste Geräusch, aber immerhin ein eindeutiges Zeichen dafür, dass Ihre Lippen, Zunge und Kiefer wirklich unabhängig voneinander in Bewegung sind. Und das ist besonders wichtig, denn wenn die Stimme unter Druck steht, geht es den Muskeln im Mund-Rachen-Raum meistens ebenso. Sie verlieren ihre Flexibilität und lassen die Artikulationsorgane buchstäblich aneinanderkleben.

Nö!

Eine Übung, die die meisten Menschen, mit denen ich arbeite, in richtig frohe Stimmung versetzt, ist das »Nö!«-Sagen. Vermutlich liegt es daran, dass ein ganz selbstverständlich gesprochenes »Nö!« in den meisten Unterhaltungen nur selten so stehen bleiben darf. Entweder haben Sie selbst das Gefühl, sich erklären zu müssen, oder Ihr Gegenüber drängt Sie zu einer Rechtfertigung. Dadurch wirkt der spannungsausgleichende Effekt eines oder mehrerer »Nös« – absolut liebevoll und mit allergrößter Selbstverständlichkeit gesagt – nicht nur auf die Artikulationsmuskeln, sondern ganz spürbar auch auf die eigene Stimmung.

Dies ist eine meiner Lieblingsübungen, die ich auch selbst sehr gerne in meinem eigenen Stimm-Warm-Up verwende, weil sich so schnell so viel lockert:

Stellen Sie sich entspannt hin und fangen mit einem sanften und eher gemächlichen Kopfschütteln an zu sprechen: »Nö. – Nö, nö. – Nö, nö, nö. – Nö, nö, nö, nö. – Nö, nö, nö, nö, nö.« Lassen Sie die »Nös« immer lockerer und intuitiver entstehen. Vielleicht haben Sie ja plötzlich eine imaginäre Situation vor Augen, bei der Sie gerne einfach mal »nö« sagen würden. Dann nutzen Sie diese Vorstellung, sodass es Ihnen immer selbstverständlicher wird, »nö« zu sagen. Lassen Sie Ihrer Fantasie freien Lauf und lauschen Sie dabei dem melodiösen Auf und Ab in Ihrer Stimme. Spüren Sie, wie die Zungenspitze an den Gaumen klopft und Ihre

Lippen sich runden für die »Nös«. Das sanfte Kopfschütteln entspannt Ihren Nacken, finden Sie heraus, in welchem Tempo es gerade am besten wirkt.

Wenn Ihnen danach ist, erweitern Sie die Vielfalt Ihres stimmlichen Ausdrucks, indem Sie immer mal wieder andere Vokale nutzen. Dann wird aus dem »Nö« zum Beispiel ein lang gezogenes »Nee« oder ein kurzes »Nä!«, ein gedehntes »Naa« oder ein endgültiges »Nieee«.

Und wenn Ihnen im Schwung der Übung noch mehr Ideen kommen, halten Sie sich nicht zurück: »Auf keinen Fall, nein, niemals, nichts da, kommt nicht in Frage, absolut nicht, für nichts in der Welt, unter keinen Umständen, überhaupt nicht!« Sie dürfen dabei auch mal in andere emotionale Stimmungen wechseln – wenn mehr Energie entsteht, nutzen Sie sie!

Das Wichtigste ist, dass Sie mit möglichst viel kindlicher Neugier ausprobieren, auf welche Art und Weise Ihnen das Nö-Sagen gerade am meisten Freude bereitet. Wie immer, wenn es um die Stimme geht, öffnet sich im spielerischen Ausprobieren oft viel schneller ein Zugang zu neuen Klängen, als wenn Sie zu ernst und perfektionistisch an die Sache gehen.

Zurück im Alltag

Herr D. stärkt in den folgenden Trainingsstunden seinen eigenen Atemrhythmus. Der Atembogen verlängert sich dadurch ohne Anstrengung, und es fällt ihm leichter, wieder auf den inneren Einatemimpuls zu warten, anstelle ihm mit einem aktiven, aber flachen, schnellen Atemzug vorzugreifen. Sobald der Atem zurück in den eigenen Rhythmus findet, kann er seine Stimme wieder mit weniger Druck auf dem Ausatemfluss entstehen lassen. Sie verliert langsam ihren rauen Klang und wird wieder klarer und voller.

Nun geht es nur noch darum, für die Hürde der automatischen Geräuschunterdrückung in den Onlinecalls eine Lösung zu finden, damit Herr D. nicht jedes Mal diesen enorm hohen Druck aufbauen muss, um stimmlich vom Mikrofon registriert zu werden. Mithilfe einer jederzeit auch im Alltag anwendbaren Übung zum weniger harten Stimmeinsatz eignet er sich auch in diesem Bereich eine neue Technik an.

Schritt für Schritt überträgt Herr D. die neuen guten Gewohnheiten und den guten Umgang mit seiner Stimme in seinen Alltag und Beruf. Wichtig ist dabei für ihn auch, sich den Tag so zu strukturieren, dass zwischen zwei Meetings möglichst mindestens fünf Minuten Pause eingeplant sind. In diesen kleinen Zeitfenstern steht er kurz auf, trinkt einen Schluck und bewegt sich ein bisschen. Bei Bedarf lockert er seine Stimme und Artikulation und bereitet sie damit optimal auf die nächste Besprechung vor.

Seine Stimme findet durch das neue Wissen, die erlernten Techniken und ihre entschlossene Umsetzung wieder zu ihrem früheren ruhigen, geerdeten Klang zurück. Bei einem unserer letzten Termine berichtet Herr D. in entspanntem Ton, dass er am Tag zuvor einige Onlinemeetings hatte und dabei durchgehend gut bei Stimme war.

»Nächste Woche habe ich einen wichtigen dreistündigen Präsentationstermin. Den leite ich zum ersten Mal seit Langem wieder selbst. Und soll ich Ihnen was sagen, Frau Katschinski? Ich freue mich darauf, weil ich es mir wieder zutraue.« – Ich bin in diesem Moment sehr glücklich, denn die größte Freude bedeutet es für mich, wenn das Vertrauen in die eigene Stimme wieder zurückkehrt. Wir vereinbaren nun nur noch ein, zwei Kontrolltermine für die folgenden Monate, in denen Herr D. weiterhin konsequent auf seine regelmäßigen kurzen Pausen achtet. Er baut auch die Körper-, Atem- und Stimmübungen so oft wie möglich in seinen Alltag ein. Seine Stimme klingt auch drei Monate später noch ausgewogen und voll und Herr D. genießt die neue alte Selbstverständlichkeit in seiner Kommunikation – in Person und online!

Weite im Stimmeinsatz

Um eine Vorstellung für den angemessenen Druck beim Stimmeinsatz, also im allerersten Schwingungsmoment der Stimmlippen, zu bekommen, gibt es in der Stimmbildung eine klassische Unterscheidung: Der erste Klang beim Einsetzen der Sprechstimme (und der Singstimme) wird entweder als hart, weich oder verhaucht beschrieben:

- Ein »harter« Stimmeinsatz steht in dieser Kategorisierung für einen etwas zu hohen Atemdruck.
- Ein »verhauchter« Stimmeinsatz steht für einen etwas zu geringen Atemdruck.
- Der »weiche« Stimmeinsatz entspricht einem für die gesunde Stimmfunktion optimalen Anblasedruck.

Im echten Leben gibt es natürlich alle möglichen Varianten und Übergänge, abhängig von der Tagesform und Kommunikationssituation. Aber grundsätzlich kann Ihnen die Einschätzung über die Qualität Ihres Stimmeinsatzes eine Richtung für Ihr Stimmtraining vorgeben. Sollten Sie also auch häufiger mit einem »harten« Klang in der Stimme zu sprechen beginnen, könnte die folgende Übung interessant für Sie sein:

Finden Sie eine aufrechte, bequeme Haltung. Lockern Sie Ihre Lippen mit dreimaligem herzhaftem Pferdeschnauben und

Ihre Zunge mit dreimaligem klangvollem Flattern zwischen den Lippen.

Dann strecken Sie noch dreimal Ihre Zunge weit aus dem Mund und lassen während des langgezogenen »Bääähh«-Klangs Ihr Gesicht zu einer möglichst unfreundlichen Grimasse werden. Nun sprechen Sie in jeweils drei schnellen Wiederholungen mit lockerem Kiefergelenk und viel Klang diese Silben:

»hi-hi-hi« – »i-i-i«
»ha-ha-ha« – »a-a-a«
»ho-ho-ho« – »o-o-o«
»he-he-he« – »e-e-e«
»hei-(j)ei-(j)ei« – »ei-ei-ei«
»heu-(j)eu-(j)eu« – »eu-eu-eu«
»hau-au-au« – »au-au-au«
»hui-ui-ui« – »ui-ui-ui«

Die ersten drei Silben dürfen Sie dabei ganz verbunden sprechen *(legato)*, die zweiten drei reinen Vokale und Vokalkombinationen hingegen fein säuberlich getrennt *(stakkato)*, so dass jeder Vokal möglichst ohne Nebengeräusch anklingt.

Probieren Sie, immer feiner hinzuspüren, wie viel Atemspannung Sie genau benötigen, um diese Reinheit im Vokalklang zu erzeugen. Vielleicht hilft es Ihnen, die ersten Silben wie eine Frage zu betonen, und die Vokale und Vokalverbindungen wie eine Antwort zu sprechen. Bleiben Sie spielerisch und erforschen Sie die Unterschiede Ihrer eigenen Stimmeinsätze. Wenn es Ihnen gelingt, einen Vokal ganz rein, ohne Hauch und ohne »Knall« zu sprechen, haben Sie den »weichen« Stimmeinsatz gefunden!

Nun können Sie diesen Stimmeinsatz auf Worte übertragen …

Hecht - echt
Heinz - eins
Hund - und
Hauch - auch
Halle - alle
heiß - Eis
heulen - Eulen
hier - ihr

… und zum Schluss auch noch einen kompletten Übungssatz mit ganz vielen Vokaleinsätzen sprechen, wie zum Beispiel diesen:

»Unsere angenehme Unterhaltung um acht Uhr abends ist ein unerwarteter Anlass, um uns in einer irritierenden Angelegenheit ehrlich und überraschend achtungsvoll zu einigen.«

Oder auch:

»An einem einzigen Abend erhielt Anna unzählige Anfragen.«

Denken Sie sich ruhig eigene Sätze mit unendlich vielen Vokaleinsätzen aus, Ihrer Kreativität sind hier keine Grenzen gesetzt.

Tür zum Wasser

DUALITÄT ODER WOHIN FLIESST DIE ENERGIE?

Energiefluss • Verbindung • Trennung • Trauer • Glückseligkeit • Macht • Ohnmacht • Sehnsucht • Intimität • Loyalität

Verbunden im Flow oder No-Go?

Die Wasserstimme kann im individuellen Klangausdruck genauso unterschiedlich sein wie das reine Element Wasser in der Natur. Einmal innig, sanft und wohltuend wie ein warmer Sommerregen – oder kraftvoll, mächtig und laut wie ein überwältigender Sturzbach.

In der Wasserstimme wird hörbar, wie viel und auf welche Art die Energie, auch in Form von Emotion, also Energie in Bewegung, gerade fließt – oder eben auch nicht.

Mit dieser Stimme stellen wir als Menschen emotionale Nähe oder Distanz her. Und zwar ebenso zu uns selbst wie zu unserem Gegenüber und den Dingen, mit denen wir uns beschäftigen. Sie ist damit die vielleicht wichtigste Stimme für unseren tiefen emotionalen Ausdruck und unsere persönlichen (Ver-)Bindungen.

Die Welle so nehmen, wie sie kommt

Der Atemfluss, der die Stimme im Element Wasser am besten unterstützt, strömt ein und aus wie die Wellen am Strand, von denen keine ist wie die andere. Wenn der Atem so natürlich und ungehindert fließen kann, bringt er immer genau so viel Energie wie benötigt.

Mit jedem Einatem strömt frische Luft in die Lunge und versorgt die mehr als einhundert Billionen Zellen (in Zahlen: 100 000 000 000 000) unseres Körpers mit Energie in Form von Sauerstoff. Mit dem Ausatem verlässt die durch die Zellatmung in ihrer Zusammensetzung leicht veränderte Luft die Lunge dann mit einem etwas größeren Anteil an Kohlendioxid.

Dieser unaufhörliche Atemfluss bringt dem Körper mit jedem Atemzug Reinigung, Erfrischung und Erneuerung.

Was atmen wir eigentlich?

Diese Vorstellung überwältigt mich immer wieder: Ich atme genau dieselbe Luft wie die Frau, die mir gerade schräg gegenüber in der Bahn sitzt. Genau dieselbe Luft wie meine Klientin in der Praxis, wie meine Yogaschülerinnen im Studio, wie meine Familie am Esstisch. Und wie alle Menschen in meinem Berliner Kiez, in der Stadt, im Land, auf dem Kontinent und sogar auf unserem gesamten Planeten. Wir alle teilen dieselbe Luft. Und nicht nur wir, die jetzt gerade zur gleichen Zeit auf der Erde weilen – sondern auch alle, die vor uns gelebt haben, und alle, die nach uns hier sein werden. Ist das nicht eine unglaubliche Vorstellung? Über unseren Atemfluss sind wir mit allem, was jemals existiert hat, und mit allem, was jemals existieren wird, verbunden!

Aber woraus besteht eigentlich dieses wenig fassbare und unsichtbare Element, das wir so selbstverständlich »Luft« nennen und – ohne groß darüber nachzudenken – unaufhörlich ein- und ausatmen? Und was geschieht eigentlich mit der Luft, sobald wir sie über Nase oder Mund aufgenommen haben?

Unsere Umgebungsluft besteht zum größten Teil gar nicht aus Sauerstoff, sondern mit einem Anteil von 78 Prozent vor allem aus Stickstoff. Erst dann kommt in der Luft-Zutatenliste der

Sauerstoff mit vergleichsweise wenigen 21 Prozent, dazu ein kleiner Teil Edelgase (1 Prozent) und ein noch kleineres bisschen Kohlendioxid (0,03 Prozent).

Diese Luft strömt bei weit geöffneten Stimmlippen lautlos durch Rachen und Kehlkopf in die Luftröhre und von dort über die beiden Bronchialäste in die Lungenflügel (Lungen*flügel*!). Hier füllt die Einatemluft die traubenartig angeordneten Lungenbläschen, durch die der Sauerstoff dann ins Blut diffundiert. Im Blutkreislauf wird er zu den Zellen transportiert und an diese als Energie für die Stoffwechselprozesse abgegeben. Im Austausch für den Sauerstoff geben die Zellen Kohlendioxid, das »Abfallprodukt« der Stoffwechselprozesse, ins Blut ab. Dieses wird dann zurück in die Lunge gebracht und von dort über die Atemwege in die Umgebungsluft abgegeben. Die Ausatemluft hat nun nur noch einen Sauerstoffanteil von circa 17 Prozent und einen gestiegenen Kohlendioxidanteil von 4 Prozent.

Und es ist eigentlich logisch, aber trotzdem eine wenig beachtete Tatsache, dass die ausströmende Luft den Kehlkopf mit ihren perfekten 35 °Celsius und 95 Prozent Luftfeuchtigkeit erreicht und so die empfindlichen Schleimhäute mit jedem Ausatem angenehm warm und ausreichend feucht hält.

Dieser Effekt ist vergleichbar mit einem klassischen Dampfbad bei einer Erkältung. Wie bei einer Mini-Sauna werden dabei im Rachenraum die Abwehrzellen der Schleimhäute besser durchblutet und können so den Heilungsprozess unterstützen.

Aber auch ohne das Dampfbad von außen können wir, allein mit unserer Ausatemluft, die eigene Körperwärme und hohe Luftfeuchtigkeit bei gelegentlich gereizter Stimme oder Heiserkeit nutzen:

Mini-Spa für die Stimme

Bei der Hauchübung stellen Sie sich vor, Sie atmen so langsam und ausdauernd gegen eine kalte Glasscheibe, bis sie beschlägt. Öffnen Sie Ihren Mund immer weiter, während die Luft auf einem – lautlosen, nur innerlich empfundenen – »HAAAAAA« ausströmt.

Für den Einatem schließen Sie die Lippen wieder, sodass er durch die Nase einströmen kann. Der gesamte Atem fließt, wenn möglich, komplett lautlos, und die Kehle ist durchgehend entspannt und weit geöffnet.

Sollten Sie bei dieser Übung gähnen müssen – nur zu, halten Sie das Gähnen nicht zurück! Gähnen Sie herzhaft und gerne auch mit Stimme und einem genüsslichen Rekeln durch den ganzen Körper. Denn Gähnen ist so ungefähr das Beste, was Sie für Ihre Stimme tun können, weil es wie eine intensive Dehnung und dadurch tiefe Entspannung für die gesamte Kehlkopfmuskulatur und alle Muskeln drumherum wirkt. Sie können auch Ihre Handfläche vor den Mund halten, so als wenn Sie beim Gähnen höflich Ihren Mund verdecken wollten. Jetzt spüren Sie wahrscheinlich sogar selbst sehr gut die Wärme Ihres Atems: Je länger Sie ausatmen, umso wärmer wird die ausströmende Luft.

Stellen Sie sich vor, wie diese gereinigte, angewärmte und angefeuchtete Luft sanft an den Schleimhäuten Ihrer Stimmlippen entlangstreicht und wie eine Inhalation von innen Balsam für Ihre gereizte Stimme bringt.

Atmen Sie auf diese Weise etwa eine Minute lang tief und – wenn möglich – ohne jegliches Atemgeräusch. Dann vergleichen Sie das Gefühl im Hals mit dem Zustand vor der Übung: Spüren Sie jetzt auch die größere Weite und ein angenehm gepflegtes, weiches Gefühl im Hals?

Yin & Yang

In der Wasserstimme spiegelt sich der Umgang mit Ihrer Lebensenergie. Im Optimalfall (der in einer durchstrukturierten Welt wie der unseren aktuell tatsächlich sehr selten ist) sind Aktivität und Loslassen untrennbar mit Ihrem eigenen, ganz individuellen Flow verbunden. Wenn das Energielevel hoch ist, sind Sie aktiv und nutzen den Schwung. Bei Energie-Ebbe forcieren Sie nicht und genießen stattdessen eine Phase der Entspannung. Stellen Sie sich diese Bewegung vor wie das Yin-&-Yang-Symbol, das zeigt, wie sich die dualen Kräfte nicht gegenseitig ausschließen, sondern ergänzen – und wie in diesem Sowohl-als-auch ein unendlicher Fluss möglich ist.

Während die Erdestimme über die vertikale Ausrichtung und das sichere Standing ihre spezifische Kraft bekommt, wird die lebendige Wasserstimme in der horizontalen Verbindung eines gedachten Yin-&-Yang-Symbols aktiviert.

Das Wasser verbindet …

Um in den Klang Ihrer mit sich selbst verbundenen Wasserstimme einzutauchen, probieren Sie am besten jetzt gleich einmal diese kleine Übung. Setzen Sie sich bequem auf einen Stuhl. Überkreuzen Sie die Arme vor der Brust und legen, einen Arm über dem anderen, die Hände auf die jeweils gegenüberliegenden Schultern. Umgreifen Sie Ihre Schultern so, dass diese sich angenehm gehalten fühlen und entspannt nach unten sinken können. Nun wiegen Sie den Oberkörper seitlich hin und her. Lassen Sie zu, dass der Atemfluss sich dabei langsam verändert, sich vielleicht vertieft oder intensiviert. Wenn Sie seufzen oder gähnen müssen, halten Sie sich nicht zurück – im Gegenteil. Nutzen Sie diese unwillkürlichen wohltuenden Atemimpulse und seufzen oder gähnen Sie ruhig ein paarmal herzhaft und hörbar. Und dann summen Sie zum Abschluss ein angenehmes »Mmmh« ganz ohne Anstrengung und nur für sich selbst. Das Summen darf ruhig ein bisschen an den Lippen kitzeln. Wenn Sie die Vibration des Klangs im Mundraum spüren können, probieren Sie, im gleichen Ton in einem kurzen Satz auszudrücken, wie Sie sich gerade fühlen, etwa: »Mmh, das tut gut …«, oder: »Mmh, wie angenehm …« Wiederholen Sie Ihren Satz ein paarmal in unterschiedlichen Varianten.

Nach zwei Minuten etwa beenden Sie die Bewegung, das Summen und das Sprechen und richten sich wieder in der Mitte auf. Nehmen Sie sich noch einen Moment Zeit, die Veränderungen wahrzunehmen. Lauschen Sie Ihrem eigenen Stimmklang nach und genießen dabei die Verbundenheit mit sich selbst im Hier und Jetzt.

… oder trennt zwei Pole

Machen Sie sich bitte noch einmal die lebendige Polarität der Wasserstimme bewusst: Sie verbindet uns und sie trennt uns, um uns erneut oder ganz neu zu verbinden. Sie ist genauso wenig statisch wie das Leben selbst. Sie treffen sich zum Beispiel mit einer Freundin, genießen die gemeinsame Zeit – und trennen sich wieder. Sie verbringen einen romantischen Abend mit Ihrem Liebsten, verschmelzen emotional und vielleicht sogar körperlich lustvoll miteinander – und setzen sich dann am nächsten Tag wieder allein an Ihren Schreibtisch. Für ein paar Stunden widmen Sie sich Ihren aktuellen Aufgaben, bis Sie sich auch hier wieder lösen und am späten Nachmittag zum Sport gehen. Ihr Leben besteht also aus einem ständigen Wechsel von Verbindung und Trennung.

Das mag ich – Das mag ich nicht

Mit der Wasserstimme machen Sie täglich sich selbst wie auch Ihren Mitmenschen klar, was Sie möchten, was Sie brauchen und wofür Sie Ihre Energie einsetzen. Das bedeutet auf der anderen Seite, genauso deutlich zu sagen, was Sie nicht mögen, was Ihnen nicht gefällt und wohinein Sie keine Energie geben möchten. Daher hat die Wasserstimme als eine ihrer wichtigsten Kompetenzen auch die Fähigkeit, »Nein« zu sagen. Ein gesundes »Nein« trennt Sie von allem ab, was eigentlich gar nicht Ihre Angelegenheit ist.

Nein …

Da viele Menschen eine Vorliebe für einen der beiden Pole haben, sich also in manchen Bereichen ihres Lebens leichter verbinden als trennen oder umgekehrt, kann es sein, dass Ihnen die nächste kleine Stimmübung auch leichter oder schwerer fällt als die vorherige.

Sie finden es gleich heraus, wenn Sie Folgendes probieren. Die »Nein«-Übung hat Ähnlichkeit mit der »Nö«-Übung, allerdings geht es beim »Nö-nö-nö« eher darum, über eine flexible Artikulation die Stimme in Fluss zu bringen. Bei dieser »Nein«-Übung geht es hingegen um Ihren emotional mit sich selbst verbundenen Sprechausdruck.

Setzen oder stellen Sie sich aufrecht hin und sagen Sie einige Male hintereinander:

»Nein.« – »Nein.« – »Nein.« – »Nein.« – »Nein.« – »Nein.«

Die »Neins« sollten jedes Mal ein bisschen anders klingen, und das wird einfacher, wenn Sie auch etwas Mimik oder Gestik dazu nehmen. Versetzen Sie sich emotional in immer andere, ganz unterschiedliche Alltagssituationen, in denen Sie »Nein« sagen. Ihre Stimme darf von bedauernd bis flirtend oder von ganz entspannt bis hin zu sehr aufgeregt klingen.

Zum Abschluss sprechen Sie ein paarmal mit betont klangvoller Stimme: aus:

»Nein, leider nicht.«
»Ich möchte nicht.«
»Ich habe keine Lust.«
»Ich habe keine Zeit.«
»Das mag ich nicht.«
»Das gefällt mir nicht.«

… oder ähnliche kurze Sätze der Verneinung.

Dann beenden Sie das Sprechen und nehmen wieder wahr, was sich verändert hat. Wie klingt Ihre Stimme dabei? Bei meinen Klienten erlebe ich oft eine Leichtigkeit in der Stimme, und eine fast kindliche Freude, wenn sie die Aufgabe (oder die Erlaubnis) bekommen, ganz oft Nein sagen zu dürfen. Wie fühlen Sie sich danach?

… oder Jein?

Nicht immer ist es im Alltag leicht, ganz selbstverständlich »Nein« zu sagen wie in der Übung eben. Die Wasserstimme kann sich manchmal erst nach quälendem Hin und Her entscheiden, wohin die Energie fließen soll. Am liebsten würde sie natürlich einem alles verbindenden Sowohl-als-auch folgen. Aber da Sie ja zum Beispiel nicht mit Ihrem Kollegen in den neuen Kinofilm mit Cate Blanchett und gleichzeitig mit Ihrer liebsten Freundin zum Gastspiel der Wiener Philharmoniker gehen können, müssen Sie im echten Leben eben doch zu einem der beiden Angebote »Nein« sagen. Besonders wichtig ist das »Nein« auch, wenn Sie dazu neigen, sich zu viel aufzuladen. Bevor Sie unter der Last der Aufgaben im Büro, in der Familie oder im Sportverein zusammenbrechen, üben Sie sich lieber darin, hin und wieder auch einmal so etwas wie »Nein danke, dafür habe ich leider keine Zeit« zu sagen.

(Für den bewundernswerten Fall, dass es Ihnen noch nie so ergangen ist, Sie aber gerne mal einen Eindruck bekommen wollen, wie dieser Zustand einer hin- und hergerissenen Wasserstimme klingt, hören Sie doch mal in den »Jein«-Song der Hamburger Hip-Hopper Fettes Brot rein.)

Soll ich's wirklich machen oder lass ich's lieber sein

Wenn Sie aber wie ich immer mal wieder unter diesem Zustand des inneren Gedanken-Pingpongs leiden, hilft meist nur eins: Finden Sie die dritte Variante! Denn solange Sie in der Dualität gefangen sind, können Sie fast endlos imaginäre Plus-Minus-Listen führen. Ihnen wird immer wieder etwas Neues einfallen, das die Waagschale auf die eine oder andere Seite zurückschwappen lässt. Wenn Sie aber in sich hineinhören, welche dritte Möglichkeit Sie noch haben, wird meistens ganz schnell klar, wohin die Energie fließt und wohin eher nicht. Wenn Sie sich die Frage nach einer dritten Variante stellen, sobald Sie in einer »Jein-Situation« sind, werden Sie sich nicht nur schneller entscheiden können, sondern beugen auch ganz real einem Burn-out vor. Auch in Bezug auf die Stimme. Denn der verzweifelte Versuch, immer allem und allen gleichzeitig gerecht zu werden, schwächt auf Dauer Ihre Stimme. Sie verlieren dadurch ständig Energie und das wird über den Atem irgendwann in der Stimme hörbar.

Und andersherum, wenn Sie lernen, an den für Sie nicht stimmigen Stellen »Nein« zu sagen, bleibt auch mehr Stimmpower für die Dinge, die Ihnen wirklich wichtig sind. Dann kann es auch schon mal passieren, dass Sie einigermaßen erschöpft in ein Meeting hineingehen – und mit doppelt so viel Energie wieder herauskommen! Denn wenn wir uns mit ähnlich interessierten Menschen in kreativer Kommunikation verbinden, kann das einen Effekt haben wie ein geschlossener Stromkreislauf: Plötzlich fließt es und alles wird leicht. Wenn Letzteres der Fall ist, sind Sie definitiv im Flow des Wasserelements!

Energiefluss: Wie kommt die Power in die Stimme?

»Ich hatte mich so darauf gefreut, nach dem ganzen theoretischen Lernen jetzt endlich ganz praktisch mit dem Unterrichten loszulegen! Und nun habe ich seit Wochen immer wieder Probleme mit meiner Stimme. Schon am späten Vormittag wird sie schwächer, und nach der Schule mag ich dann gar nichts mehr sagen, weil es so anstrengend ist. Jetzt vermeide ich es inzwischen, überhaupt noch laut zu sprechen oder zu rufen!«

Frau M. klingt ziemlich verzweifelt. Sie unterrichtet seit dem letzten Sommer eine erste Klasse an der Grundschule und ist mit vielen Ideen und großer Begeisterung ins Berufsleben gestartet. »Lehrerin zu sein war schon immer mein Traumberuf und es macht mir auch wirklich große Freude, mit den Kindern zu arbeiten. Aber wenn meine Stimme so wenig belastbar ist, kann ich dann überhaupt noch weiter unterrichten?«

Der Lehrerberuf ist ein klassischer Sprechberuf. Aber nicht allen Lehramtstudierenden ist zu Beginn Ihrer Ausbildung bewusst, dass sie einen Hochleistungssprechberuf gewählt haben. Die tägliche Stimmbelastung an der Schule ist für einen Lehrer mindestens genauso herausfordernd wie für den Schauspieler auf der Bühne, die Moderatorin im Fernsehen oder den professionellen Sprecher im Synchronstudio. Genau wie diese sprechen Lehrer zwar (hoffentlich) nicht ununterbrochen – aber wenn sie ihre Stimme einsetzen, muss diese sofort eine bestimmte Tragfähigkeit und Brillanz im Klang haben, um die gesamte Klasse zu erreichen.

Das Problem ist, dass – im großen Unterschied zur Ausbildung von Schauspielern oder Sprecherinnen – ein Stimm- und Sprechtraining für angehende Pädagogen an den wenigsten Hochschulen Teil des regulären Studienplans ist. Viele junge Lehrerinnen und Lehrer realisieren erst zu Beginn ihres Berufslebens, dass sie zwar inhaltlich in Bezug auf die Unterrichtsinhalte und die pädagogische Umsetzung bestens vorbereitet sind, ihre Stimme den neuen Herausforderungen allerdings (noch) überhaupt nicht gewachsen ist. Und wenn die Stimme sich durch die meist unwissentlich falsche Nutzung dauerhaft überlastet anfühlt, fragt sich selbst der motivierteste junge Lehrer, wie lange er die große Sprechbelastung wohl durchhalten kann.

Genau an diesem Punkt ist Frau M., als sie zu mir kommt. Sie ist sich bewusst, dass sie von Natur aus eine eher zarte Stimme hat: »Meine Stimme war nie wirklich laut, aber ich singe gerne und war sogar mal ein paar Jahre im Chor.«

»Reagiert Ihre Stimme zum ersten Mal so oder gab es diese Art von Sprechhalsschmerzen schon einmal?«, frage ich. Frau M. überlegt kurz. »Mmh, ich weiß nicht ... vielleicht ganz selten mal nach einem Abend auf einem lauten Konzert. Aber eigentlich habe ich dann einfach kaum noch etwas gesagt, weil mich bei der Lautstärke sowieso niemand mehr verstanden hätte. So wie jetzt war es tatsächlich noch nie.

Aber ich habe vorher auch noch nie täglich durchgehend so viel gesprochen wie in den letzten Wochen und Monaten!«

Im ersten Gespräch höre ich nicht nur gut zu, *was* jemand sagt, sondern auch, *wie* die Person spricht. Ich lausche neben dem Inhalt auch immer wieder der Stimme, dem Atem und der Artikulation. So kann ich schon aus der unwillkürlichen Spontansprache viele wichtige Informationen über die Art und Weise einer individuellen Stimmproblematik heraushören.

Frau M. hat, wie sie selbst weiß, von Natur aus eine eher leise, zarte Stimme. Für die tägliche hohe Sprechintensität in der Schule benötigt sie eine gute Technik, damit ihre Stimme gesund bleibt. Besonders weil sie öfter auch mal mit einer kraftvolleren Stimme sprechen oder rufen muss, um zum Beispiel auf dem Schulhof oder in der Turnhalle von allen gehört zu werden. Außerdem braucht jede intensiv genutzte Stimme grundsätzlich regelmäßige Phasen der Regeneration.

Beides, sowohl eine professionelle Sprechtechnik als auch genügend Zeit ohne jegliche Stimmbelastung, haben Frau M. in den ersten Wochen und Monaten ihres Lehrerdaseins komplett gefehlt. »Es ist einfach immer etwas zu tun: Vorbereitungen, Teammeetings, Elterngespräche, und, und, und! Ich liebe die Arbeit, aber ehrlich gesagt frisst sie mich gerade auch ein bisschen auf.«

Es kommen also mehrere Faktoren zusammen, die zu der aktuellen Stimmkrise geführt haben: Frau M.s von Natur aus zarte Stimme, die unvorbereitete intensive stimmliche Belastung durch das viele, auch mal lautere Sprechen vor größeren Klassen und die insgesamt extrem hohe Arbeitsbelastung, die kaum Zeit für erholsame Spaziergänge oder stille Stunden auf dem Sofa mit einem schönen Buch zum Wegträumen lässt.

Nachdem die Grundproblematik in der aktuellen Situation recht offensichtlich ist, gehen wir mit der Analyse jetzt noch einen Schritt tiefer und schauen beziehungsweise hören uns an, welche Qualitäten in der Stimme hilfreich sein können und welche das Problem eventuell noch verstärken.

Als Stärke empfinde ich Frau M.s sehr zugewandte, klare Stimme und ihre lebendige Sprechmelodie. Außerdem hat sie eine ziemlich gute Artikulationsbeweglichkeit, sodass Lippen, Zunge und Kiefer die Aussprache deutlich und präsent wirken lassen.

Diese großen Pluspunkte erklären sehr gut, warum ihre Stimme trotz der relativen Zartheit bei einer normalen Sprechbelastung im Studium und auch davor komplett problemlos funktioniert hat.

Für die Vertiefung der Stimmanalyse gebe ich Frau M. einen kurzen Text zum Vorlesen. Sie liest mit der gleichen zugewandten Stimme und differenzierten Artikulation, mit der sie zuvor mit mir gesprochen hat. Dabei wird noch deutlicher als eben schon im Gespräch sichtbar, dass ihr Atem sich fast nur zwischen dem Brustkorb und den Schultern bewegt. Der Einatem hebt das Brustbein, die oberen Rippenbögen und die Schultern leicht an, der Ausatem lässt diesen oberen Atemraum wieder etwas zusammensinken.

Hingegen ist im Mittelkörper, also im Bereich von mittlerem Rücken und oberen Bauch, so gut wie gar keine Ausdehnung in die Seiten oder nach vorne erkennbar, wie sie normalerweise beim Einatmen durch das Absinken des Zwerchfells in Richtung Bauchraum entsteht.

Noch tiefer dann, im Bereich von Unterbauch, Flanken und Becken, wirkt der Körper sogar komplett unbeteiligt am Atem.

Nachdem Frau M. den Text mit wunderbarer Betonung fast schon in Hörbuchqualität zu Ende gelesen hat, beschreibe ich ihr meine Atembeobachtung. Dann frage ich sie nach ihrer eigenen Wahrnehmung dazu: »Konnten Sie denn selbst während des Lesens etwas von Ihrem Atem spüren?« Je nach Intensität (und natürlich auch Kleidung) sieht man nämlich von außen gar nicht so viel von der Atembewegung, auch wenn sie für die Person doch konkret fühlbar ist. Da Frau M. sich zuvor nur auf den Inhalt konzentriert hat, wiederholt sie den Abschnitt noch einmal. Diesmal legt sie sich beim Lesen die Hände in die Seiten (oberhalb der Hüftknochen, unterhalb der Rippenbögen), um zu spüren, ob für sie selbst dort eine Atembewegung erkennbar ist. – »Nein, da bewegt sich wirklich gar nichts«, stellt sie nach kurzem Ausprobieren fest. »Das ist vermutlich nicht so gut, oder?«

Für eine dauerhaft gesunde und vor allem belastbare Sprechstimme ist eine aktive und gut geführte Atembewegung tatsächlich essenziell wichtig. Wie ich im ersten Teil des Buchs beschrieben habe, sind die feinen Kehlkopfmuskeln darauf angewiesen, dass der Atemstrom aus der Lunge gut dosiert auf die Stimmlippen trifft. Um sie in optimale Schwingungen zu versetzen, ist eine gute Atemführung wichtig. Sie kommt vor allem aus den großen Atemmuskeln des Körpers, dem Zwerchfell und den Zwischenrippenmuskeln. Wenn dem geführten Atem aus dem Zentrum dann noch eine flexible Artikulation gegenübersteht, kann die Stimme in ihrem geschützten Kehlkopfbereich in optimaler Spannung und frei von äußerem Druck funktionieren.

Schwächelt einer dieser beiden Pole, fängt die Stimme vor allem bei Belastung an, den passiveren Pol zu kompensieren. Ist also die Atemspannung häufig unausgewogen, wie es bei Frau M. derzeit vermutlich der Fall ist, kommt bei den Stimmlippen zu wenig Energie für die Erzeugung von Klang an. Um aber trotzdem sprechen zu können, baut die Stimme als Ersatz für die fehlende Atemaktivität einen höheren inneren Druck auf. Die zarten Kehlkopfmuskeln kompensieren dann zusammen mit den umliegenden größeren Muskeln die fehlende Atemspannung, und das ist eine Anstrengung, der sie auf Dauer einfach nicht gewachsen sind.

Beim weiteren Vorlesen verfestigt sich noch eine andere Beobachtung aus unserem ersten Gespräch. Frau M. rutscht mit der Stimme langsam aber sicher nach oben, je länger sie liest. Da ihre Stimme von Natur aus schon hell und zart ist, bleibt dann fast keine Brustresonanz mehr übrig, die dem Klang etwas mehr Fülle und Kraft geben könnte.

Die Stimme reagiert bei vielen Menschen als Erstes mit einer erhöhten Stimmlage, wenn sie nicht gut vom Atem unterstützt wird. Durch die unausgewogene Spannung wird der Atem beim Sprechen immer kürzer und die Luft zum Sprechen irgendwann knapp. Vereinfacht gesagt gleicht die Stimme die fehlende Luftzufuhr dann dadurch aus, dass sie die Spannung in den Stimmlippen erhöht. Hier greift dann das auch schon im ersten Teil besprochene Prinzip: Je höher die Spannung in den Stimmlippen, umso kürzer und schneller ist die Schwingungsbewegung und umso höher klingt der so erzeugte Ton.

Unser erstes und wichtigstes Anliegen ist es also, Frau M.s Atembewegung zu vertiefen und sie mit der Phonation, also der Stimmfunktion, zu verbinden. Das Ziel ist dabei, ihre Stimme mit mehr und vor allem gut geführter Energie in Form von Ausatemluft zu versorgen.

Wir beginnen mit folgender Übung, die sie in den nächsten Wochen dreimal täglich praktiziert.

Pusteblume

Stellen Sie sich bequem und aufrecht hin und legen Sie Ihre Hände in die Seiten (entweder die Daumen oder die Finger nach vorne gerichtet, je nachdem, was sich entspannter für Sie anfühlt).

Dann bilden Sie kurze »F«-Geräusche, die klingen, als wenn Sie die Pollen einer Pusteblume wegpusten würden. Verändern Sie immer wieder die Intensität und Lautstärke des »F«-Geräusches, bis Sie einen kleinen Impuls unter Ihren Händen spüren können.

Der Impuls sollte von innen kommen und die Hände ein klein wenig nach außen schieben.

ACHTUNG: Die Bewegung unter Ihren Händen sollte unwillkürlich entstehen, genau im Moment des Pustens. Sollten Sie bemerken, dass Sie Ihre Bauchmuskulatur aktiv anspannen, lassen Sie das »F« noch ein bisschen leiser und entspannter klingen, bis der Impuls wirklich von innen kommt!

Steht die Verbindung zwischen den Lippen und dem Zwerchfell, können Sie die Übung erweitern, indem Sie erst zwei, dann drei kurze »F« hintereinander sprechen:

»F-f«, »f-f-f«.

Das Gleiche probieren Sie ruhig auch mal mit den Lauten »S« und »Sch«.

Sie dürfen dann gerne mit dem Laut weitermachen, der Ihnen am leichtesten fällt.

Sie merken, dass es richtig funktioniert, wenn Sie das Gefühl haben, dass Sie nun ohne Atemnot und ohne große Anstrengung immer weiter diese »F«-, »S«- oder »Sch«-Impulse produzieren könnten.

Nach Abschluss der kleinen Übung spüren Sie bewusst der

Verbindung zwischen Ihrer Artikulationsbewegung und den Impulsen auf Zwerchfellebene nach. – Na, kribbelt es überall ein bisschen? Super!

Bei flachem, kurzem Atem hilft ...

Die täglich prall gefüllten To-Do-Listen und der unaufhörliche Zeitdruck, den vielleicht auch Sie kennen, zieht die Aufmerksamkeit nach außen und weg vom Atem. Er funktioniert ja zum Glück auch ohne Ihr Zutun. Allerdings bringt anhaltender mentaler oder emotionaler Stress bei einem langen Arbeitstag am Computer und ohne körperlichen Ausgleich oft mit sich, dass der Atem immer flacher wird. Und erst, wenn Ihnen die Luft ausgeht, bevor Sie Ihren Gedanken zu Ende gesprochen haben, fällt Ihnen der Atem wieder auf. Erst, wenn er ein körperliches Unwohlsein auslöst, wenden Sie sich ihm zu. Besser spät als nie, könnten Sie jetzt sagen – andererseits trainieren Sie Ihren Atem dadurch unbewusst, klein und flach zu bleiben. Und es fehlt die Unterstützung durch einen langen, tiefen, ausgleichenden Atemzug, wenn Sie ihn am nötigsten bräuchten: nämlich in den Momenten der größten Anspannung.

Ich habe, als unsere Kinder noch sehr klein waren, etwas Wichtiges im Umgang mit ihnen gelernt, was so ähnlich auch für den Umgang mit dem eigenen Atem, und wahrscheinlich sogar noch vielen anderen Bereichen des Lebens, gilt: Wenn Eltern sich ihren Kindern immer erst zuwenden, wenn diese etwas Störendes oder gar Gefährliches tun, kann das dazu führen, dass das Kleinkind im Umkehrschluss irgendwann stört oder etwas Gefährliches tut, um Zuwendung zu bekommen. Nicht aus Boshaftigkeit oder Berechnung, sondern einzig und allein, weil das seine wiederholte Erfahrung ist: Aufmerksamkeit erhalte ich dadurch, dass ich störe. Wenn die Eltern sich hingegen einfach so auch mal zwischendurch zu ihrem friedlich spielenden Kind setzen, ohne etwas Bestimmtes zu wollen, entsteht eine andere Verknüpfung im Gehirn des kleinen Menschen.

Ähnlich ist es mit Ihrem Atem. Wenn Sie ihm ohne bestimmten Anlass immer wieder mal kurz Ihre volle Aufmerksamkeit schenken, können sich kleine Anspannungen sofort auflösen und der Atem fließt nach einem tieferen Zug oder einem kurzen Rekeln gleich wieder in seinem natürlichen Rhythmus.

... Ton, Töne & Tönen

Um einen gewohnheitsmäßig kurzen, flachen Atem wieder in sein ursprüngliches, volles Volumen zurückzubringen, eignet sich das Vokaltönen wunderbar. Dabei verwandeln Sie die gesamte Luft Ihres Atembogens bis zum Ende in Klang und trainieren auf diese Art, das gesamte Volumen Ihrer Lunge auch tatsächlich zu nutzen:

Im aufrechten und bequemen Stand (oder Sitz) imaginieren Sie während des Einatems durch die Nase einen lang gezogenen »Ooooooo«-Klang in einer angenehmen Tonlage.

Mit dem Ausatem tönen, also singen Sie diesen Ton auf der gleichen Tonlage, wie Sie ihn sich gerade innerlich vorgestellt haben so lange, wie Ihr Atem den Klang trägt.

Es kann und darf sein, dass der Klang des »Ooooooo« sich über die Dauer der Phonation etwas verändert – lassen Sie diese kleinen Schwankungen zu! Achten Sie nur darauf, dass Sie den angestimmten Ton, wenn möglich, bis zum Ende halten, also nicht tiefer oder höher rutschen.

Beobachten Sie währenddessen genau, wenn der Luftstrom am Ende Ihres Atembogens deutlich schwächer wird. Bevor Sie Gefahr laufen, die weniger werdende Atemspannung mit etwas Druck im Kehlkopf auszugleichen, beenden Sie Ihren »o«-Ton mit einem sanften Fade-out: Sie lassen den Ton fein geführt verklingen, als wenn Sie einen Lautstärkeregler langsam Richtung

Null drehen. Dafür darf sich im Zentrum Ihres Körpers, etwa auf der Höhe Ihres Bauchnabels, ein bisschen Muskelaktivität aufbauen. Die Kraft kommt hier aus ziemlich genau dem Bereich, den Sie mit der vorherigen »F«-Übung kennengelernt haben.

Sobald Ihr »Ooooo« ganz verklungen ist, warten Sie in Ruhe auf Ihren nächsten Einatemimpuls. Im gleichen Moment, in dem die neue Luft einströmt, entspannen Sie Ihre Bauchdecke, die Flanken und die Zwischenrippenmuskeln und erlauben der Atembewegung, sich in ihrem gesamten Körper auszudehnen.

Dieser entscheidende Moment der ungehinderten Ausdehnung ist die körperliche Voraussetzung für einen langen, tiefen und vor allem tragenden Atem: Alle beteiligten Strukturen entspannen und der Atem strömt tief und in großer Fülle ein.

Aus dieser Fülle heraus wiederholen Sie das Tönen wie oben beschrieben ein paarmal.

Sie können dabei immer den gleichen Ton nehmen oder auch mit neuen Tonlagen experimentieren. Nehmen Sie sich zum Abschluss Zeit für ein kurzes inneres Feedback, was sich gerade bei Ihnen verändert hat.

Ein paradoxer Atem …

Wenn die Hochatmung oder der paradoxe Atem bei Ihnen auch eher die Regel als die Ausnahme ist, können Sie sich für die Übungen auch gerne in eine entspannte Rückenlage begeben. Im Liegen greifen die kulturell und gesellschaftlich immer noch sehr stark verinnerlichten Bilder von einer schmalen Taille und einem flachen Bauch, nicht nur bei Frauen, nicht so tief ins Atemverhalten ein. Die Gewohnheit, den Bauch im Sitzen oder Stehen doch noch ein bisschen in Anspannung zu halten, lässt sich im Liegen leichter umgehen.

... sortiert sich neu

Nehmen Sie eine geeignete Unterlage (Decke, Teppich, Yogamatte) und legen Sie sich in der Rückenlage darauf. Strecken Sie sich lang aus und rekeln oder bewegen Sie sich erst einmal ein bisschen, bis Ihr Körper wirklich einen guten Kontakt zum Boden hat. Dann stellen Sie die Füße so auf, dass die Knie sich parallel nebeneinander befinden, in etwa schulterbreitem Abstand.

Eins – dem Atemrhythmus lauschen

Nun gibt es erst einmal gar nichts zu tun. Außer zu beobachten, wie Ihr Atem sich durch Ihren Körper bewegt. Und wo er sich bewegt. Wie er sich verändert, mit jedem Atemzug. Vergessen Sie alles, was Sie jemals über die »richtige« Atmung gehört haben und folgen Ihrer eigenen mit kindlicher Neugier und voller Vertrauen. Es kann sein, dass alle möglichen Gedanken und Gefühle wach werden, wenn Sie so unbewegt Ihrem Atem lauschen. Aber lassen Sie sich davon nicht forttragen, kommen Sie immer wieder zurück in diesen Moment, zurück zu diesem Einatem, zurück zu genau diesem Ausatem, zu dieser kleinen Pause am Ende Ihres Ein- oder Ausatems.

Erst, wenn Sie den Rhythmus Ihrer Atembewegung ganz entspannt verfolgen können, ist der nächste Schritt möglich. Allerdings müssen Sie ihn nicht zwangsläufig gehen, vielleicht reicht Ihnen fürs Erste auch dieser Teil. Wenn Sie aber noch tiefer durchatmen möchten, beginnen Sie nun mit dieser kleinen atemrhythmischen Bewegung.

Zwei – atemrhythmische Bewegung

Mit dem nächsten Ausatem stemmen Sie beide Füße mit sanftem Druck in den Boden. Dadurch rundet sich Ihr unterer Rücken leicht und nähert sich der Erde an.

Sie lassen den Ausatem komplett ausströmen. Erst, wenn der nächste Einatemimpuls kommt, lösen Sie den Druck der Füße wieder und lassen Ihr Becken in die entspannte Ausgangsposition zurückkippen. Der Atem strömt nun ohne Ihr Zutun ein. Wiederholen Sie diese von den Füßen ausgehende Beckenbewegung ein paarmal im Rhythmus Ihres Atems.

Sollte sich bei Ihnen auch nach ein paar Durchläufen übrigens kein angenehmer Rhythmus einstellen, probieren Sie die Bewegung einfach einmal genau andersherum: beim Einatmen die Füße in den Boden stemmen und mit dem Lösen des Drucks die Luft ausströmen lassen. Wenn sich der Bewegungsablauf für Sie so selbstverständlicher anfühlt, bleiben Sie dabei.

Nach 1–3 Minuten stellen Sie Ihre Füße wieder ohne Druck auf, bewegen einmal die Knie sanft nach links und nach rechts, strecken dann die Beine wieder aus und spüren in der Rückenlage nach, was sich verändert hat. Können Sie Ihre Atembewegung jetzt großzügig von der Nasenspitze bis zum Becken spüren? Herrlich, oder?

Frau M. kommt in den folgenden Wochen regelmäßig zu mir in die Praxis, auch wenn sie weiterhin eine enorme Arbeitsbelastung hat. Ihre Stimme spricht wunderbar auf die Übungen an und die Stunden tun ihr gut. Da sie sonst wenig Zeit hat, in der es nur um sie geht, ist die Stimmtherapie eine kostbare Auszeit für sie.

»*Eigentlich* müsste ich jetzt an den Vorbereitungen für meine Klasse morgen sitzen, statt mich hier nur um mich und meine Stimme zu kümmern«, seufzt sie einmal, halb ernst und halb verschmitzt. »Aber *eigentlich*«, betone ich das Wort auf die gleiche Art wie Frau M., »wissen Sie auch, dass der Erfolg und die Freude an Ihrem Unterricht zu mindestens einem genau so großen Teil von Ihrer Stimme abhängen wie von Ihren gut aufbereiteten Inhalten.«

Neben den Übungen für die Atemvertiefung und für eine kräftigere, belastbarere Stimme in ihrer individuellen mittleren Sprechstimmlage geht es bei Frau M. auch darum, kleine Pausen zum Regenerieren in den regulären Tagesplan einzubauen.

Da das aber innerhalb der Schulzeit für sie – wie für die meisten Lehrer – fast nie möglich ist, suchen wir nach Alternativen. Frau M. würde ungern morgens noch früher aufstehen, da sie einen recht langen Fahrtweg zur Schule hat. Daher macht sie ihre erste Pause direkt nach der Arbeit, wenn sie nach Hause kommt. Bevor sie mit irgendetwas anderem beginnt, nimmt sie sich ein paar Minuten Zeit zur Regeneration. Und wenn es irgendwie machbar ist, gönnt sie sich nach dem Abendessen noch einen zweiten Moment des Tages nur für sich.

Es reichen meist schon zehn Minuten, um die Gedanken loszulassen, die Kehle zu entspannen und ein paarmal tief durchzuatmen.

Zum Ende unseres Trainings hat Frau M. sich eine Tagesstruktur aufgebaut, die neben all den aktiven Phasen auch regelmäßig Zeit für kleine Pausen beinhaltet. Dadurch gerät ihre Stimme deutlich seltener in einen komplett erschöpften Zustand. Und wenn sie bemerkt, dass die Stimme doch einmal schwächer wird oder nach oben rutscht, steuert sie nun sofort mit einer Aktivierung ihrer Tiefatmung gegen.

Tür zum Feuer

STARK UND SICHTBAR

Ausdruck • Kompetenz • Begeisterung • Respekt • Freude • Wut • Abgrenzung • Führung • Motivation • Erfolg

Das Feuer der Begeisterung

Die feurige Stimme ist wie ein begeistertes: »Fuck, yes!«, wie der spontane Ausruf eines freudigen: »Ja!«, oder wie ein anpackendes: »Los geht's!« Sie wird immer dann hörbar, wenn Sie eine gute Idee, einen vielversprechenden Plan oder einfach das Leben selbst voller Überzeugung begrüßen. Dieses ansteckende Feuer entspringt aus der Mitte des Körpers, von wo aus es strahlt und leuchtet wie die helle Sonne. Resonanzreich nimmt diese Stimme ganz selbstverständlich einen großen Raum ein, in den sie aber großzügig auch alle anderen mit einlädt.

Eines der prominentesten Beispiele für die große Strahlkraft dieser Stimme ist die berühmte Rede von Barack Obama zum Sieg der US-Präsidentschaftswahlen im November 2008 in Chicago. Seine Stimme trägt die bildhaften Visionen einer besseren Zukunft überzeugend bis in die letzten Reihen der geschätzt etwa eine Million Zuschauer. Sichtlich bewegt und mit glänzenden Augen ruft die Menge im Chor seinen weltweit berühmt gewordenen Slogan: »Yes, we can!« – »Ja, wir schaffen das!«.

Die Feuerstimme ist mit ihrem einladenden, selbstbewussten Klang in der Lage, ein positives Gruppengefühl zu erzeugen. Sie kann mit ihrer wärmenden und einnehmenden Qualität viele Menschen in einer gemeinsamen Vision zusammenführen.

Es gibt noch ein anderes, hitzigeres Temperament des Feuerklangs, das auch aus dieser selbstbewussten Bejahung der eigenen Erwartungen und Pläne entspringt. Dieses zeigt sich in der ausgeprägten Fähigkeit, die eigenen Grenzen deutlich zu machen. Und sollten diese Grenzen nicht respektiert werden, kann die Feuerstimme wortwörtlich feurig, und wenn nötig auch funkensprühend, reagieren. Damit erobert sie sich optimalerweise den eigenen Raum zurück, der – zumindest aus einer subjektiven Perspektive – nicht angemessen respektiert worden ist. Genauso kann die Feuerstimme zum Vorschein kommen, wenn das eigene Wünschen und Handeln auf Grenzen stößt, sei es in Beziehung zur Welt oder zu anderen Menschen.

Als erwachsener, höflicher Mensch haben Sie es vielleicht aufgrund des gesellschaftlich eher schlechten Images dieser schnell ungezügelt wirkenden Stimme möglicherweise verlernt, Ihrem unguten Gefühl einer Grenzüberschreitung mit dieser ursprünglichen Kraft Ausdruck zu verleihen. Nicht von ungefähr werden Kindern die sogenannten Kraftausdrücke als Allererstes abgewöhnt. Nur bei ganz kleinen Kindern, die sich ohne Worte ausdrücken, hören Sie diese feurige Facette der Stimme noch komplett unverstellt. Zum Beispiel, wenn Sie der Dreijährigen die Streichhölzer, die sie gerade auf dem Tisch entdeckt hat, wieder aus der Hand nehmen wollen. Oder wenn Sie abends nach dem siebten Mal Vorlesen das bunte Bilderbuch zuklappen möchten, Ihr Kind die Geschichte aber unbedingt noch ein achtes Mal mit Ihnen ansehen will. Oder auch, wenn die Nachbarin dem Kleinen ungefragt über den Kopf streicht. Dann kann (und darf) diese Stimme laut, fordernd und sehr wirksam den eigenen Vorstellungen und Wünschen beziehungsweise auch dem deutlichen Unwillen Ausdruck geben.

Nicht dass ich Ihnen nun empfehle, wie ein Kleinkind loszubrüllen, wenn Ihnen etwas gegen den Strich geht. Aber es lohnt sich unbedingt, diese Qualität einer vergleichsweise ungezähmten Stimme zu integrieren und auf produktive Art und Weise zu nutzen. Denn auch für Sie als erwachsene Person gibt es mit Sicherheit immer wieder Situationen, in denen die Feuerstimme einfach die angemessenste Reaktion ist.

Sie nutzen diese charismatische feurige Stimme also vor allem für Ihre mitreißenden Reden, brillanten Vorträge oder großen Meetings in illustrer Runde, um Ihre Zuhörer von ihren allerbesten Ideen und großartigsten Plänen zu überzeugen. Auch, um Ihre fachliche Kompetenz für alle sichtbar zu machen oder für Ihr Team eine motivierende Ansprache zu halten, damit wirklich alle für den gemeinsamen Erfolg am gleichen Strang ziehen.

Und nicht zuletzt kommt die Feuerstimme zum Einsatz, wenn jemand Ihre rote Linie überschreitet – dann machen Sie mit ihr Ihre Grenzen sehr einprägsam sicht- und hörbar!

Sonnenenergie

Die Feuerstimme benötigt einen starken Atem als Motor, damit ihre Strahlkraft auch die größten Räume ohne Anstrengung füllen kann. Im Element Feuer ist die Atembewegung daher vor allem rund um den Solarplexus (von Solar = Sonne, Plexus = komplex, verflochten) deutlich sichtbar, dem größten autonomen Nervengeflecht im Zentrum unseres Körpers.

Der feurige Einatem vergrößert durch eine sehr aktive Bewegung der Hauptatemmuskeln von Zwerchfell und Zwischenrippenmuskeln den gesamten Torso. Sichtbar dehnt er sich dreidimensional in alle Richtungen aus: nach vorne in den Bauch, seitlich in die Flanken und rückwärtig in den Bereich links und rechts der Wirbelsäule. Gleichzeitig auch nach oben in den Brustkorb und nach unten ins Becken. Der so geschaffene große Raum ermöglicht ein ebenso großes Atemvolumen, das beim Ausatmen muskulär gut geführt zum Kehlkopf geleitet wird. So bekommt die Feuerstimme die allerbeste Unterstützung für ihren ausdrucksstarken Auftritt.

Atem-Espresso

Der Feueratem gehört zu einer der wirksamsten Techniken in der Yogatradition. Für mich ist er einer der schnellsten Türöffner zum Feuerelement. Mit dieser Atemtechnik können Sie Ihren inneren Motor in kürzester Zeit ankurbeln. Sie befreien den Kopf von mentaler Überlastung, sodass Ihre Synapsen danach wieder erfrischt und fröhlich losfeuern können.

Es braucht zu Beginn etwas Geduld und Genauigkeit beim Üben, aber wenn Ihr Körper die Bewegung erst einmal kennengelernt hat, reichen schon drei Minuten für Ihren schnellen, selbst kreierten Motivationskick. Das ist in jedem Fall weniger Zeit, als Sie bräuchten, um sich einen Espresso zuzubereiten.

Und das Schönste daran ist, dass das eine (der aktivierende Feueratem) das andere (den köstlich duftenden Espresso) ja überhaupt nicht ausschließt.

Wollen Sie den Feueratem jetzt gleich einmal ausprobieren? – Wunderbar! Ich empfehle Ihnen allerdings, folgende drei Kriterien zu beachten, denn der gesamte Bauch und Unterleib werden dabei vom Nabel her ziemlich impulshaft durchbewegt. Das könnte zu Unwohlsein führen, wenn eine dieser drei Bedingungen nicht erfüllt ist:

1. Ihre letzte Mahlzeit liegt mindestens eine Stunde zurück.
2. Ihre Blase ist leer.
3. Sie sind nicht gerade in den ersten Tagen Ihrer Regelblutung.

Wenn Sie alle drei Punkte mit Ja beantworten können, geht es jetzt direkt los! Wecken Sie Ihre Lebensgeister mit einem guten Schluck von diesem koffeinfreien Atem-Espresso:

Finden Sie einen aufrechten Sitz, indem Sie Ihr Becken auf dem Stuhl, Hocker oder Sitzkissen zwei-, dreimal vor- und wieder zurückbewegen. Landen Sie dann mittig auf Ihren Sitzbeinknochen, sodass Ihre untere Rückenmuskulatur entspannen kann. Atmen Sie zur Vorbereitung dreimal lang und tief durch die Nase ein und über den Mund wieder komplett aus.

Zu Beginn der Übung atmen Sie nun noch einmal sehr tief durch die Nase ein. Jetzt aktivieren Sie Ihren Beckenboden, das heißt, Sie ziehen in Ihrer Vorstellung erst beide Sitzknochen links und rechts zueinander. Dann kommen sich das Schambein vorne und das Steißbein hinten näher. Und zuletzt heben Sie die durch diese vier Punkte definierte Fläche des Beckenbodens in einer gezielten Muskelkontraktion etwas an. Halten Sie diese Aktivierung aufrecht und ziehen nun den Bauchnabel in einem kurzen Impuls nach innen oben in Richtung Wirbelsäule. Durch den Zug entweicht mit Schwung etwas Luft aus der Nase, das wie ein kleines Schnauben klingt. Direkt nach dem Schnauben entspannen Sie den Bauch gleich wieder und ermöglichen so, dass genau die gleiche Menge an Luft reflektorisch wieder einströmt, die Sie zuvor mit Ihrem kleinen Nabelimpuls hinausbefördert haben.

Sobald der Atem zurück ist, geben Sie gleich den nächsten lockeren Schnaubimpuls vom Nabel her. Wichtig dabei ist, die Bewegung wirklich mit großer Leichtigkeit zu üben.

Es mag sich anfangs vielleicht etwas ungelenk und hakelig anfühlen, den Beckenboden aktiv zu halten und zugleich die lockeren Impulse aus dem Zentrum entstehen zu lassen. Machen Sie daher zu Beginn jeden Schritt so langsam, dass Ihr Körper Zeit hat, sich an den neuen Bewegungsablauf zu gewöhnen. Erlauben Sie sich kleine Pausen, um den Beckenboden kurz zu entspannen und wieder neu zu aktivieren.

Sie werden sehen, mit jeder Wiederholung der genauen Abfolge bekommen Sie ein besseres Gefühl für die exakte Technik. Bleiben Sie entspannt und spielerisch, irgendwann finden Sie Ihren Rhythmus und können die belebende Wirkung Ihres Feueratems gezielt einsetzen.

Die Heldenstimme: Ich, einfach nicht zu stoppen

Die Feuerstimme ist die Stimme, mit der Sie sich jeder noch so unüberwindbar erscheinenden Herausforderung in Ihrem Leben stellen. Sie hat diesen gewinnenden Optimismus in ihrem Ton, mit dem Sie als Heldin oder Held der Geschichte durch alle Widerstände hindurch und aus eigener Kraft Ihr Ziel aktiv angehen.

Die folgende Übung ist meine explizite Einladung an Sie, beim Anblick des feuerspeienden Drachens (Ihre Chefin, der nörgelnde Nachbar, die herablassende Tante) auf echte Heldenart an sich selbst zu glauben und Ihre eigene Feuerstimme ans Tageslicht zu holen.

Sie hilft Ihnen, nicht nur in Ihrer Vorstellung Heldin Ihrer eigenen Geschichte zu sein, sondern dieses Selbstbewusstsein auch im echten Leben auszustrahlen. Sie werden erstaunt sein, wie anders die Begegnung ausgeht, wenn auch Sie einmal ihren inneren Löwen von der Leine lassen:

Finden Sie einen ungestörten Ort mit genügend Platz, um Ihre Arme weit auszubreiten. Wenn Sie besorgt sind, was Ihre Nachbarn über das gleich entstehende Geräusch denken könnten, bauen Sie sich eine passende Soundkulisse. Es gibt genügend motivierende Songs, die Sie zum Anfeuern nutzen können, um sich für die nächsten drei Minuten unbesiegbar zu fühlen. Denn was Sie jetzt am allerwenigsten brauchen, ist ein kritischer Blick von außen – weder den Ihres Nachbarn, noch Ihren eigenen!

Alles bereit? – Dann stellen Sie sich in einen stabilen Stand, die Füße parallel und etwas weiter als schulterbreit voneinander entfernt. Wenden Sie Ihren Blick zur rechten Schulter und drehen Sie gleichzeitig Ihren rechten Fuß in die gleiche Richtung. Ihr Knie bleibt dabei in einer Linie mit dem Fuß.

Nun heben Sie beide Arme seitlich bis auf Schulterhöhe an und schauen über die Finger Ihrer rechten Hand hinweg auf den Horizont.

Atmen Sie in dieser Position lang und tief ein. Dann beugen Sie das vordere Bein ein wenig, schieben sich leicht über den Fuß nach vorne und tönen mit voller Bruststimme ein kraftvolles »Haaa!«. Ihre Stimme strahlt wie mit Dolby-Surround-Technik in den gesamten Sie umgebenden Raum aus, wenn Sie Ihren Kiefer weich öffnen und den Ton über die entspannt im Mundboden liegende Zunge nach draußen schicken. Bleiben Sie am Ende des Atembogens einen Moment lang in Ihrem eigenen Raumklang stehen.

Dann schließen Sie die Lippen wieder, strecken das vordere Bein durch und kommen zurück in die Ausgangsposition.

Wiederholen Sie diesen Ablauf in Tempo und Intensität, bis das volle Raumklangerlebnis ohne Anstrengung erreicht ist. Jedes »Haaa!« klingt dabei natürlich ein bisschen anders, aber es sollte jedes Mal Ihre selbstverständliche Überzeugung ausdrücken, in Ihrem eigenen Raum zu stehen. Dieser reicht mindestens bis zu Ihren Fingerspitzen, wenn Sie wollen aber auch so weit, wie Ihre Stimme trägt.

Fachwissen und feurige Emotionen

Frau H. kommt mit einer gereizten Stimme und einem brennenden Gefühl im Hals zu mir. Seit Kurzem kippt ihr die Stimme beim Sprechen manchmal weg, was besonders in beruflichen Meetings sehr unangenehm für sie ist.

»Es ist dringend«, sagt sie, »denn ohne eine starke Stimme kann ich mich in meinem beruflichen Umfeld nicht gut behaupten.«

Ich frage, seit wann die stimmlichen Beschwerden bestehen. Frau H. erzählt, dass sie zum ersten Mal aufgetreten sind, nachdem sie vor wenigen Monaten einen neuen Job begonnen hat. Sie war zuvor sehr erfolgreich und mit viel Freude als externe Beraterin für große internationale Unternehmen tätig. Dann wurde Sie vom Vorstand eines mittelständischen Unternehmens ins Management geworben und entschied sich aus privaten Gründen für den Wechsel. Für ihre neue Position bringt sie aufgrund ihrer Erfahrung und Kompetenz allerbeste Voraussetzungen mit und ist somit fachlich ein echter Zugewinn für die Firma.

Ihre Hoffnung auf eine unkomplizierte und gute Zusammenarbeit mit dem bestehenden Management wurde allerdings von Anfang an durchkreuzt. Schon in den ersten firmeninternen Meetings bekam sie den Eindruck vermittelt, dass die neuen Kollegen sehr gut auch ohne ihre Expertise zurechtkommen. Ihre fundierten Vorschläge wurden nonchalant übergangen und ihre konstruktiven Ideen für eine Optimierung der Abläufe fanden nicht das geringste Echo.

Auch im persönlichen Miteinander sieht es zum Zeitpunkt unseres ersten Gesprächs nicht viel besser aus, Frau H. fühlt sich an ihrem neuen Arbeitsplatz noch nicht wirklich als Teil des Teams. Dass sie sich seit Kurzem sogar stimmlich nicht mehr gut durchsetzen kann, macht die Lage für Frau H. nun komplett unhaltbar.

»Mit Zurückweisung auf der persönlichen Ebene könnte ich ja noch professionell umgehen«, beschreibt sie ihre Situation. »Aber dass mir auch inhaltlich ununterbrochen Steine in den Weg gelegt werden, kann ich definitiv nicht akzeptieren. Und gerade jetzt versagt meine Stimme, die doch mein wichtigstes Kommunikationsmittel ist!«

In unserem ersten Gespräch achte ich wie immer auf den Stimmklang in der Spontansprache. Frau H.s Ton ist überwiegend sachlich und wenig resonanzreich. Als sie jedoch zwischendurch einmal lächeln muss, geht stimmlich die Sonne auf und ihre Stimme hat plötzlich ganz viel Wärme und Ausstrahlung. Das Problem ist nur, dass es beruflich gerade ziemlich wenig gibt, was sie so zum Strahlen bringen würde.

Frau H. berichtet, dass im Teamfeedback kürzlich Kritik an ihrem Ton geäußert wurde. Sie würde oft überheblich wirken. »Es kann gut sein, dass ich im Büro nicht besonders herzlich bin. Aber ich sehe meine Funktion auch nicht darin, mit allen gut Freund zu sein. Meine Aufgabe ist es, dabei mitzuhelfen, dass das Unternehmen auch weiterhin gut aufgestellt ist!«, ärgert sie sich.

Bei diesen Worten bekommt Frau H.s Stimme einen distanzierten, kühlen Klang, und ich ahne, was die Kollegen meinen. Spricht Frau H. über etwas Fachliches, klingt sie einfach nur sachlich. Spricht sie über etwas Schönes, beginnt die Stimme zu strahlen. Aber wenn sie sich – wie eben gerade – ärgert, werden ihre Worte nicht nachdrücklicher, sondern blasser und emotionsloser. Ich mache sie auf meine Wahrnehmung aufmerksam. »Ja, das stimmt«, antwortet sie nachdenklich. »Ich vermute, dass meine Stimme immer so kühl wird, wenn ich mit meiner Kollegin N. spreche. Sie hat von Anfang an versucht, meine Autorität zu untergraben.« Mit einem leisen Ausdruck der Hilflosigkeit spricht sie weiter: »Natürlich ist sie schon länger in der Firma tätig, aber in meinem Verantwortungsbereich hat sie viel weniger Erfahrung. Und wenn sie keine guten Argumente mehr hat, dreht sie mir die Worte im Mund um und erweckt so bei den anderen den Eindruck, dass ich die Fakten einfach nur falsch interpretiere.«

Frau H. ist in einer Zwickmühle. Fachlich überlegen, findet sie jedoch stimmlich und damit auch emotional keinen angemessenen Weg, die Argumente ihrer Kollegin zu parieren. »Ich habe natürlich auch schon versucht, ihre Kommentare einfach zu ignorieren, aber das hat meine Position nur noch mehr geschwächt. Denn die anderen Kollegen im Team haben sich dann jedes Mal wieder von ihr überzeugen lassen!«

Wir spielen gleich zu Beginn des Trainings eine typische Kommunikationssituation von Frau H. und ihrer Kollegin N. exemplarisch nach, um herauszufinden, woher genau der Stress für die Stimme kommt. Frau H. klingt sofort extrem nüchtern und emotional unbeteiligt, sobald Frau N., deren Part ich nach ihren Beschreibungen so gut wie möglich übernehme, ihre Expertise ignoriert oder abwertet. Sie reagiert äußerst kontrolliert mit Rechtfertigungen und Erklärungen auf der sachlichen Ebene. Die Stimme wird dabei resonanzarm und Frau H. wirkt auch in ihrer Mimik und Körpersprache sehr defensiv.

Das Drama in ihrer Situation ist also, dass Kollegin N. zwar fachlich nicht so kompetent ist wie sie – dafür aber stimmlich und emotional nahbarer und gewinnender wirkt. Frau H. hingegen bleibt emotional (nur scheinbar) unbeteiligt und versucht ihre Irritation und ihren Ärger hinter sachlichen Worten zu verbergen. Sie schafft es auf diese Weise nicht, ihren eigentlich genauso kraftvollen Emotionen stimmlich Ausdruck zu verleihen, und wirkt dadurch schnell unnahbar.

Solange sie sich also nicht erlaubt, auch ihren persönlichen emotionalen Zustand – zum Beispiel ihren Ärger über die fehlende konstruktive Zusammenarbeit – stimmlich transparent zu machen, so lange bleibt sie gefangen in ihrer misslichen Lage!

Distanzierte Spezialistin oder nahbare Expertin?

Sie kennen das Phänomen vermutlich aus zahlreichen Expertenrunden. Da gibt es die fachlich extrem versierte Spezialistin, die kaum Augenkontakt herstellen kann, so sehr ist sie in ihrer Welt der Fakten und Erkenntnisse verhaftet. Und dann gibt es die unterhaltsame Populärwissenschaftlerin, der es gelingt, ihr (möglicherweise etwas weniger bis ins Detail ausgeführtes) Fachwissen auf so persönliche Art und Weise zu erklären, dass es plötzlich auch für Sie und mich begreifbar wird. – Was macht die Populärwissenschaftlerin anders?

Es ist aus der Perspektive der perfektionistischen und überaus gewissenhaften Spezialistin vielleicht ungerecht, aber nur mit ihren Fakten wird sie sich vermutlich nie so ganz in der großen Masse durchsetzen können. Solange sie auf der rein fachlichen Ebene spricht, begeistert sie höchstens Wissenschaftskollegen, die genauso detailinteressiert sind. Das interessierte Laienpublikum hingegen wird mit ihrem trockenen Fachvortrag nicht so viel anfangen können und irgendwann gedanklich abschalten.

Wer seinen wissenschaftlichen Vortrag aber zum Beispiel mit einer persönlichen Motivation oder zum Thema passenden Geschichte anfängt, holt seine Zuhörer gleich von Anfang an mit ins

Boot. Die Stimme drückt schon unmittelbar die eigene Begeisterung für die Materie aus. Wenn die als nahbar erlebte Expertin dann in die fachlichen Themen einsteigt, treffen ihre Ausführungen auf ein viel größeres Interesse, weil sie auf emotionaler Ebene schon eine erste Verbindung geschaffen hat. Sie teilt also nicht nur rein sachlich ihr spannendes Wissen, sondern stellt über die persönliche Geschichte Nähe und ein Zusammengehörigkeitsgefühl mit den versammelten Zuschauerinnen her.

Wie kann nun Frau H. Ihre Stimme und am besten auch gleich sich selbst aus ihrer Zwickmühle befreien? Zunächst mache ich ihr bewusst, was ihre Stimme gerade so nachhaltig schwächt. Ihre vergeblichen Versuche, sich gegenüber dem ablehnenden Team einzig auf der Grundlage inhaltlich perfekt recherchierter Daten und wissenschaftlicher Ergebnisse durchzusetzen, löst regelmäßig Stress aus. Dieser Stress zeigt sich in einer unwillkürlichen Anspannungsreaktion von Atem und Körper. Solange diese Spannung keinen Ausweg oder Ausdruck findet, bleibt sie in der Stimme hörbar – und zwar unabhängig vom Inhalt der gesprochenen Worte. Wenn Frau H. also mit ihren Worten perfekt ihre professionelle Kompetenz ausdrückt, während ihr Körper und damit auch die Stimme gleichzeitig mühsam beherrscht und angestrengt wirken, sendet sie eine wenig überzeugende Doppelbotschaft.

Die 7–38–55 Regel

Es gibt diese viel zitierte Studie aus den 1960er-Jahren von Albert Mehrabian. Sie besagt, dass die Wirkung einer Person nur zu 7 Prozent von den gesprochenen Worten bestimmt wird, hingegen zu 38 Prozent von der Stimme und zu 55 Prozent von der Mimik.

Es ist jedoch hilfreich fürs richtige Verständnis der tatsächlichen Bedeutung von Stimme, diese Zahlen noch etwas genauer einzuordnen: Der amerikanische Psychologe forschte in seinen Studien spezifisch zu Kongruenz. Er wollte dabei herausfinden, was beim Zuhörer ankommt, wenn ein neutrales Wort wie »vielleicht« mit positivem oder negativem Gesichtsausdruck und Stimmklang gesprochen wird.

Die inzwischen schon fast zu einem Mythos gewordene 7–38–55-Regel von Albert Mehrabian erklärt den Inhalt einer Rede also keinesfalls für unbedeutend. Seine Untersuchungen unterstreichen hingegen die besondere Wirksamkeit eines emotional stimmigen Ausdrucks.

In Mehrabians Worten gesagt: Wenn die Körpersprache einer Person nicht das Gleiche ausdrückt wie die Worte, kommen bei den Zuhörern zu überwältigenden 93 Prozent der Stimmklang und der Gesichtsausdruck an und nur zu 7 Prozent der tatsächliche Inhalt der gesprochenen Worte.[3]

Für Frau H. gilt also: Ihre Körpersprache und ihre Stimme wirken in den Meetings stärker als ihre Worte. Und solange zwischen beidem keine Übereinstimmung besteht, bleibt es ein unguter Teufelskreis:

Sie spürt den Gegenwind, beißt aber die Zähne zusammen und versucht den Ärger darüber zurückzuhalten. Die Enge im Mund mindert die Klangentwicklung schon im Ansatzraum. Der Atem wird ausgebremst und verliert seinen natürlichen Rhythmus. Die Stimme klingt blass und farblos ohne die Unterstützung einer starken Zwerchfellaktivität und reagiert irgendwann nur noch gereizt auf jegliche Anforderung. Der Stimme fehlt jeglicher Raum, um ihre bunte Farbenvielfalt zu zeigen!

Mit dieser Erkenntnis im Hinterkopf geht es sofort an die Arbeit. Das nächste Management Board Meeting steht in ein paar Tagen an, und Frau H. braucht schnell wirksame Werkzeuge, um sich darauf vorzubereiten.

Die Lage ist in diesem Fall ein bisschen knifflig, da hier sowohl funktionell ein voller Stimmklang als auch emotional eine größere Transparenz gefragt sind. Um beide Ziele miteinander zu verbinden, übe ich mit Frau H. zunächst, ihren bei Stress tendenziell gehaltenen Atem in einen freien emotionalen Ausdruck zu verwandeln.

Seufz, ächz, stöhn – ohne Worte!

In der Schauspielschule habe ich meinen Schülern im Stimm- und Sprechtraining als Erstes beigebracht, ihre Emotionen nicht immer nur unbewusst zwischen den Sätzen in traurigen Seufzern und genervtem Schnauben zu äußern. Das erklärte Ziel war, die emotionale Botschaft direkt in den Klang der Worte zu legen.

Wenn Sie aber im Beruf und vielleicht sogar auch zu Hause über viele Jahre geübt haben, die Emotion weitgehend rauszuhalten – weil es ja um die Inhalte geht –, ist es eine ganz wunderbare Übung, den Atem erst einmal wieder ganz bewusst mit wortlosen Emotionen zu färben. Nutzen Sie dafür jede Gelegenheit, die der Alltag Ihnen bietet:

Ein erleichtertes »Haaaa«, wenn Sie Ihre schwere Einkaufstasche abstellen.

Ein schmerzvolles »Auuu«, wenn Sie sich an der Tischkante stoßen.

Ein genervtes »Boooaaa«, wenn der Bus nicht kommt.

Ein frohes »Oooohhh«, wenn Ihr Partner Ihnen Blumen mitbringt.

Ein zufriedenes »Mmmmmhhh«, wenn Sie in die duftende Badewanne eintauchen.

Ein enttäuschtes »Ach«, wenn Ihre Freundin kurzfristig absagt, und ein wütendes »Pffffff!«, wenn das zum dritten Mal in Reihe passiert!

Und das sind nur ein paar Beispiele. Fangen Sie mit etwas an, das Ihnen gut machbar erscheint, und erweitern Sie dann den Fächer Ihres emotionalen Ausdrucks – ohne Worte!

Bei Frau H. geht es mir dabei auch darum, dass sie ihren jeweiligen emotionalen Zustand bewusster realisiert, indem sie stärker auf die Unterschiede im Klang ihrer eigenen Stimme hört. Nur so, in aktivem Kontakt mit ihrem Gefühlsleben, kann sie die Kraft ihrer Emotion auch nutzen. Das bedeutet nicht zwangsläufig, dass sie darüber sprechen muss, oft ist das gar nicht nötig und die Situation fordert etwas ganz anderes. Der entscheidende Punkt ist aber, mit dem unbewussten Übergehen unangenehmer Situationen aufzuhören und den Atem, und damit auch den Klang, nicht mehr automatisch zurückzuhalten. Denn nur so kommt ihre Stimme wieder in Übereinstimmung mit ihren Worten und gewinnt damit ganz selbstverständlich ihre Überzeugungskraft zurück.

Frau H. bewegt sich ganzheitlich gesehen in ihrer derzeitigen Stresssituation noch überwiegend auf der mentalen Ebene. Sie versucht, das Problem allein mit dem Verstand zu lösen. Dabei lässt sie nicht nur ihre Emotionen größtenteils außen vor, sondern auch ihren Körper, denn Gestik und Mimik bleiben überwiegend ungenutzt. Dabei kann ein authentischer Körperausdruck nicht nur die Farben und Resonanzvielfalt der Stimme unterstützen, sondern er erweitert gleichzeitig rein physisch den eigenen Raum. Und mehr Raum ist etwas, das Frau H., die sich bildlich gesprochen gerade ziemlich nah mit dem Rücken an der Wand befindet, gut gebrauchen kann. Also vergrößern wir im nächsten Schritt ihren Radius mithilfe der Stimme, der Artikulation und vor allem ihres Körpers.

Bo-Bo-Bo!!!

Wichtig ist ein guter Stand, die Füße sind parallel oder leicht geöffnet in Schrittstellung, in jedem Fall sollten Sie sich aktiv und beweglich fühlen. Zur Vorbereitung lockern Sie Ihre Muskeln wie ein Boxer vor dem Kampf und bewegen die Beine, die Arme, die Schultern, die Hände. Dann fangen Sie damit an, die locker geballten Fäuste wie beim Schattenboxen in alle Richtungen schnellen zu lassen.

Synchron zu den Armbewegungen »werfen« Sie dazu genauso locker und offen klingende »BO!«-Ausrufe in den Raum. Das »O« von »BO« klingt dabei genauso offen wie im Wort »Sonne«, das heißt, der Kiefer ist leicht geöffnet, der Mundraum formt sich innerlich weit und rund, wie wenn Sie mit einer heißen Kartoffel im Mund sprechen würden.

Variieren Sie Ihren Ausdruck, indem Sie mit der Stimme höher und tiefer gehen oder lauter und leiser werden. Wenn Ihnen konkrete Bilder helfen, holen Sie sich einen Meister der Kampfkunst mit in Ihren imaginären Ring. Wie wäre es mit Jacky Chan als Trainer? Oder würden Sie lieber mit Wonder Woman üben? Das Ganze darf richtig Spaß machen, und wenn Sie irgendwann auch noch ein paar Schattentritte probieren wollen, nur zu! Sie dürfen auch »DO!« und »GO« ausrufen – Hauptsache, Ihre

Stimme darf sich großzügig Raum nehmen und bekommt dabei spielerisch Rückenwind von Ihrem Körper.

Zum Ende stellen Sie sich wieder ruhig hin und spüren die Veränderung. Ist Ihr Raum größer geworden? Der Puls etwas erhöht? Die Lippen warm? Ihr Zentrum strahlend? Der Atem aktiviert? – Gratulation, alles richtig gemacht!

Freundlichkeit gewinnt

»Zusammen ist man stärker« – das Prinzip ist schon so alt wie die Menschheit. Nicht ohne Grund wurden und werden bis heute Allianzen geschmiedet, um potenzielle Feinde zu potenziellen Freunden zu machen. Mein Mann hat einmal den Begriff »Frenemy« benutzt, eine geniale Wortschöpfung für diese Geisteshaltung. Jeder vermeintliche Gegner kann zu einem Verbündeten werden, wenn Sie ihn mit ins Boot holen, gemeinsame Sache mit ihm machen oder zumindest eine sportliche Sicht auf den Wettkampf mit ihm entwickeln. Und das bedeutet keinesfalls, sich selbst zu verbiegen, sondern im Gegenteil. Sie dürfen sehr aktiv das Gespräch suchen und dem anderen ein realistisches Angebot machen.

Für die Stimme hat das den riesengroßen Vorteil, dass sie nichts mehr hinter zusammengebissenen Zähnen verstecken muss. Sie muss auch nicht mehr in ständiger muskulärer Gegenwehr verharren. Sie machen wortwörtlich den Mund auf und verhandeln mit resonanzreicher Stimme, anstatt innerlich leise zu knurren. Aus dem in der Kehle zehrenden Schwelbrand wird so ein sauber brennendes Feuer ohne Rückstände. Deutlich artikulierte Worte und kein vernuscheltes Versteckspiel.

Damit Ihnen das auch wirklich gelingt, ist es natürlich wichtig, dass Sie nicht gerade vor Wut schnauben, aber immer noch mit ihrer inneren Stärke verbunden sind. Im Kopf das Wissen darüber, was Sie erreichen wollen, und im Körper die Bereitschaft, selbstbewusst in die Verhandlung zu gehen.

Noch Fragen?

Eine schnelle Möglichkeit, wie Sie gleichzeitig Ihre Artikulationspräsenz, Ihre stimmliche Resonanz und den nötigen eigenen Raum für eine Verhandlung auf Augenhöhe vorbereiten, sind die W-Fragen:

Stellen Sie sich stabil und aufrecht hin und legen eine oder beide Hände in die Hüften.

Fangen Sie zur Vorbereitung mit einem tiefen knurrenden »Www«-Ton an, der Ihre Hände in der Mitte des Körpers leicht seitlich auseinanderschiebt. Sollten Sie das rollende »R« sprechen können, ist das auch ein toller Laut mit reichlich Brustresonanz für diese vorbereitende Übung. Wiederholen Sie Ihr »Www« oder »Rrrr« ein paarmal. Sobald Sie spüren können, wie die Bewegung der Lippen (»W«) oder der Zungenspitze (»R«) unmittelbar die Bewegung unter Ihren Händen aktiviert, fangen Sie an, Fragen zu stellen:

»Wie?«
»Wo?«
»Wann?«
»Wohin?«
»Woher?«
»Was?«
»Wieso?«
»Weshalb?«
»Warum?«
»Wer?«

Probieren Sie, so viele unterschiedliche Töne zu erzeugen wie nur möglich. Bleiben Sie mit einer Hand verbunden mit Ihrem Zentrum und nutzen Sie die andere Hand, um zu gestikulieren.

Zeigen Sie auf etwas oder jemanden, gestikulieren Sie fast so expressiv wie ein Pantomime. Übertreiben Sie! Haben Sie Spaß!

Dann beenden Sie die Fragerunde und spüren in sich hinein. Bereit, dem »Frenemy« entgegenzutreten? Dann los, vereinbaren Sie ohne Umwege einen Termin mit Ihrem ganz persönlichen »besten Feind«!

Frau H. berichtet mir im nächsten Treffen von ihrem ersten Management-Board-Meeting nach unseren Trainingseinheiten. Sie hatte ihre Stimme und den Körper direkt vorher mit einem kleinen Warm-Up gelockert und dabei ihr Zentrum so gut aktiviert, dass sie sich angenehm selbstbewusst gefühlt hat. Sie sagte, dass sie dadurch rein körperlich wieder viel präsenter war. Mit zurückgewonnener Selbstverständlichkeit blieb Frau H. auch durchgehend im Blickkontakt und realisierte, dass nicht die ganze Runde am Tisch so reagiert hat wie Kollegin N., sondern manche ganz neutral und interessiert ihren Ausführungen gefolgt sind. Das hat ihr Selbstbewusstsein weiter gefestigt, und sie hatte die innere Stärke, auf den etwas ignoranten Kommentar von Frau N. diesmal mit einer konkreten Frage zu antworten. »Warum glauben Sie das?«, gab sie zurück und zum ersten Mal hatte die Kollegin keine schnelle Erwiderung parat. Und das Beste daran war, dass Frau H. ihren längeren Redeanteil ohne nennenswerte Stimmprobleme überstanden hat!

Nicht immer sind die Erfolge so schnell sichtbar. Frau H. hat aber sehr prompt reagiert und gegengesteuert, sobald ihre Probleme auftraten. Sie ist mit großer Entschlossenheit und sehr offensiv daran gegangen, sie zu lösen. Hilfreich war dabei natürlich, dass sie auf viele positive Erfahrungen der Zusammenarbeit in ihrem vorherigen Berufsleben zurückgreifen konnte. Sie hat ein eigentlich sehr gut verankertes Selbstbewusstsein, dessen strahlender Klang in der Stimme vorübergehend von der schwierigen Situation überschattet wurde. Und allein das Erkennen und Akzeptieren ihrer eigenen misslichen Lage hat sie in eine neue Position versetzt, in der sie wieder handlungsfähig ist.

Manchmal sind die konkreten Übungen vor allem dafür da, sich daran zu erinnern, dass Sie alle Werkzeuge schon in sich tragen. Dann geht es nur darum, sie auch in die Hände zu nehmen und damit zu arbeiten. Das ist oft nur ein kleiner Schritt, für den Sie aber dennoch den Blick von außen und eine kleine Starthilfe in Anspruch nehmen dürfen. Denn wenn Sie gerade irgendwo feststecken, ist eine kleine Anschubhilfe meist effektiver als ein langes Rotieren der Räder auf der Stelle.

Natürlich waren nun nicht mit einem Fingerschnipsen alle Probleme gelöst. Aber, so formulierte es Frau H. in einer unserer letzten Stunden, der Knoten war geplatzt. Sie übte sich aktiv darin, sich selbst und besonders ihren Emotionen – auch den kraftvollen – Ausdruck zu geben und wurde so für ihre Kollegen persönlich greifbarer. Sie nutzte aber auch ihr gewinnendes Lächeln mit dem warmen Stimmklang wieder stärker. Kompetent und in freundlichem Ton erklärte sie dem Team ihre Pläne und überzeugte mit ihrer wiedergewonnenen Führungsstärke im Management-Board.

Die Kommunikation mit Frau N. war weiterhin immer mal wieder etwas hakelig, aber sie hatte längst nicht mehr diese Macht über Frau H., alle ihre Vorschläge einfach so vom Tisch zu wischen. Sobald sie das nämlich versuchte, ging Frau H. direkt darauf ein und zeigte so einerseits ihre Grenzen und andererseits aber auch, dass sie die Worte ihrer Kollegin absolut ernst nahm.

Beide waren sich dadurch gleichwertiger und können sich

in einem nun eher sportlichen Kräftemessen im besten Fall gegenseitig zu Höchstleistungen anspornen.

Die Stimme von Frau H., befreit von der kontrollierten Zurückhaltung einer imaginären gezogenen Handbremse, erholte sich schnell von ihrem gereizten Zustand. Und nicht nur das, durch die Übungen sind noch mehr Klangfacetten wieder zum Vorschein gekommen, die lange verschüttet gewesen waren. Frau H. stellte fest, dass sich jenseits der Sicherheit ihrer gewohnten und häufig sachlichen Sprechstimme noch eine große und lebendige Vielfalt an Klangfarben befand. Im geschützten Raum des Stimmtrainings konnte sie diese Töne entdecken und sich damit vertraut machen, bevor sie sie in ihrem Alltag tatsächlich ausprobierte. Frau H. nutzte ihre Stimmkrise also äußerst effektiv, um ihre eigentlich sehr lebendige und vor allem überzeugende Stimme wiederzufinden und sogar noch weiterzuentwickeln.

Tür zur Luft

GENAU JETZT

Stille Präsenz • Wahrnehmung • Bewusstsein • Offenheit • Klarheit • Entscheidung • Berührung • Wirkung • Poesie

Wahrhaftig im Moment

Die Stimme der Luft ist klar und offen. Ihr Ton klingt liebevoll berührend wie ein zärtlicher Lufthauch – oder schneidend wie eine frische Böe. Der Resonanzraum des Luftelements ist der obere Brustkorb. Von hier kommt auch die Stimme, frei, mutig und mit einem offenen Herzen. Furchtlos, ohne einen Gedanken an mögliche Konsequenzen, spricht sie aus dem Moment und lässt sich dabei weder von der Vergangenheit noch von einem hypothetischen Morgen beeinflussen.

Menschen mit einem starken Luftelement in der Stimme können etwas sprunghaft wirken. Das, was sie gestern als wahrhaftig empfunden haben, fühlt sich heute für sie plötzlich ganz anders an. Aber dieser scheinbare Sinneswechsel ist keine wahllose »Was interessiert mich mein Geschwätz von gestern?«[4]-Attitüde. Sie entsteht im Gegenteil aus einem sehr unvoreingenommenen Umgang mit einer sich verändernden Wahrnehmung einer bestimmten Situation: »Es kann mich doch niemand daran hindern, jeden Tag klüger zu werden!«[5]

Diese ungefilterte Beobachtung der Welt ist, anders als Hoffnungen, Erwartungen oder Meinungen, immer wieder neu. Sie berührt zuerst das Herz und landet erst danach im rationalen Verstand. Die intuitive Luftstimme kann das gewohnte Denken erstaunen, erschrecken und extrem irritieren. Sie ist – vermutlich genau deswegen – im normalen Alltag tatsächlich auch gar nicht so oft hörbar. Denn mit ihrem klaren Ton erschreckt sie manchmal nicht nur die so angesprochenen Menschen, sondern auch die sprechende Person selbst.

Wer einmal die Heftigkeit der Luftstimme in Reinform gespürt hat, vergisst diesen Schock möglicherweise nicht mehr so schnell. Die Fähigkeit, zu berühren, gehört zur essenziellen Qualität dieser Stimme. Aber wie die Berührung beim Gegenüber ankommt und von diesem aufgenommen wird, liegt nicht mehr in der Hand der Luftstimme. Ihr Impact entsteht aus der Bereitschaft, die eigene Wahrnehmung ungefiltert zu teilen. Ob dieser Klang dann liebevoll wie eine Umarmung oder streng wie ein scharfer Windstoß ist, entscheidet sich in genau diesem Moment.

Atem und Luft

Der Atem im Luftelement ist wie der anmutige Flug eines Greifvogels auf Beutejagd. Ein Bussard kreist im Segelflug minutenlang mit weit geöffneten Schwingen scheinbar anstrengungslos in großen Höhen. Er wartet still auf den richtigen Moment, um dann mit atemberaubender Geschwindigkeit in einem plötzlichen Sturzflug zu Boden zu schießen. Genauso kann der Atem die Stimme im Element Luft sehr klar und leicht in Schwingung versetzen. Oder aber den Ton überraschend scharf und fast schon schneidend hervorbringen.

Zur Luftstimme gehört auch die Fähigkeit, den Atem bewusst anzuhalten. Das ist nicht nur wichtig für die schon besprochene Primärfunktion des Kehlkopfs zur Stabilisierung des Brustkorbs bei kraftvollen Bewegungen oder um beim Tauchen kein Wasser in die Lunge zu bekommen. Denn seit Sie als Kind zum ersten Mal im Freibad nach dem roten Ring auf dem Beckengrund getaucht haben, gab und gibt es in Ihrem Leben sicher viele weitere Momente, in denen Sie Ihren natürlichen Atemfluss gezielt unterbrochen haben. Vielleicht beim Yoga oder bei der geführten Übung aus Ihrer Meditationsapp.

Sie können den Atem also jederzeit willentlich stoppen, nach dem Ein-, dem Ausatmen oder auch mittendrin. Aber was bewirkt das bewusste Anhalten des Atems eigentlich, über die Primärfunktion hinaus?

Diese Momente der Atemstille – ohne besondere körperliche Anstrengung – können in der Meditation dazu dienen, sich selbst intensiver zu spüren. Sie laden Ihre ständig wandernden Gedanken ein, in diesen aktuellen Moment zu kommen. Und die bewusst eingelegte Pause beim Luftholen erinnert Sie immer wieder daran, dass der Atem ein Geschenk ist, das weit über Ihren Verstand hinausgeht.

Ein gezielt geführter Atem kann wahre Wunder bewirken. Sie können damit Ihre Stimmung heben, den eigenen Herzschlag regulieren oder in einen angenehmen Zustand der inneren Ruhe und gelassenen Entschlossenheit gelangen. Aber: Nicht alle Atemübungen sind für jeden in der Wirkung so uneingeschränkt positiv. Wie bei allen anderen Methoden, die auf Ihren gesamten Zustand Einfluss nehmen, gibt es auch hier keine für alle gleich gültige Lösung. Es gibt zum Beispiel gar nicht so wenige Menschen, bei denen der Fokus auf den Atem augenblicklich Stress auslöst. Allein die neutrale Wahrnehmung des eigenen Atems führt bei ihnen schon unweigerlich dazu, dass der Luftstrom ins Stocken kommt und der Puls zu rasen beginnt.

Wenn Sie selbst auf geführte Atemübungen auch schon öfter so reagiert haben, müssen Sie aber nicht gleich das ganze nächste Kapitel überspringen. Anstelle dessen ändern Sie Ihre Herangehensweise, indem Sie Ihre Atemwahrnehmung immer nur in Verbindung mit einer Bewegung trainieren. Wecken Sie Ihre Neugier auf den Atem mit atemrhythmischen Übungen und legen Ihre Aufmerksamkeit dabei ganz klar auf die Bewegung statt auf den Atem selbst.

Meine Erfahrung ist, dass Menschen, bei denen die Konzentration auf den Atem zu Stress führt, viel besseren Zugang dazu finden, wenn sie währenddessen zum Beispiel mit der Koordination ihrer Bewegungen beschäftigt sind. Es ist natürlich nicht ausgeschlossen, dass auch diese Menschen – oder Sie selbst – ihre Atemübungen irgendwann bewegungslos im Lotussitz oder ausgestreckt im Shavasana auf der Erde praktizieren – das ist aber auf keinen Fall das eine und einzig erstrebenswerte Ziel. Fühlen Sie sich frei, sich auf Ihre eigene Weise mit Ihrem Atem vertraut zu machen. Die nächste Übung ist eine Einladung, sich über Ihren Atem in Verbindung mit einer Handbewegung Ihren eigenen Raum der Stille und Klarheit zu öffnen.

Du hast die Wahl

Ich nutze die nächste Übung manchmal vor wichtigen Entscheidungen. Dann lege ich meine Frage imaginär in den Raum zwischen meinen Händen und halte sie dort für alle möglichen Antworten offen. Dabei beobachte ich so neutral wie möglich alle Gedanken, Gefühle und Empfindungen, die auftauchen.

Natürlich ergibt sich nicht immer sofort eine Antwort oder endgültige Entscheidung, aber manchmal hebt sich doch eine dieser Beobachtungen besonders klar hervor. Und dieser Moment des bewussten Spürens schenkt mir immer einen Raum der inneren Weite, der mich über die gewohnten Pro-und-Kontra-Listen hinaus inspiriert. Denn diese Versuche einer sachlichen Gegenüberstellung aller angenommenen oder tatsächlichen Vor- und Nachteile führen am Ende doch oft zu einer nur vermeintlich logischen Entscheidung. Und Sie kennen das sicher auch von sich, dass Sie die so getroffene Wahl aus einem nicht erklärbaren Gefühl wieder umstoßen. Warum dann nicht gleich diese intuitive Stimme mit dazu an den inneren Entscheidungstisch einladen? So geht's:

My Inner Space

Kommen Sie in eine bequeme Haltung, stehend oder sitzend. Bringen Sie beide Hände mit den Handflächen zueinander gerichtet vor Ihren oberen Brustkorb. Die Ellenbogen befinden sich mit etwas Abstand zum Körper neben den seitlichen Rippenbögen. In der Ausgangsposition halten Sie Ihre Hände etwa 20 Zentimeter auseinander. Wenn Sie gerade eine schwierige Entscheidung zu treffen haben, formulieren Sie die konkrete Frage nun noch einmal ganz klar für sich.

Mit dem nächsten Einatem vergrößern Sie nun den Abstand der Hände auf ungefähr 40 Zentimeter und zählen dabei innerlich bis vier. Dann halten Sie hier den Atem an, ohne in der Kehle eng zu werden. Tipp: Schlucken Sie beim Halten einmal, dann sind Sie ganz sicher, dass Sie keinen Verschluss in der Kehle produzieren. Nachdem Sie in Gedanken bis vier gezählt haben, bringen Sie Ihre Hände während des folgenden Ausatems – still bis vier zählend – wieder zurück in die Ausgangsposition. Hier erneut vier Zähler halten, diesmal ausgeatmet und wieder ohne Druck in der Kehle.

Dann beginnt der Viererzyklus von vorne. Konzentrieren Sie sich die gesamte Zeit auf den Luftraum zwischen Ihren Händen, entweder mit geöffneten oder mit geschlossenen Augen. Beobachten Sie ohne Erwartung und so neutral wie möglich alles, was Ihnen ins Bewusstsein kommt.

Nach vier bis sechs Minuten halten Sie Ihre Hände für einen Moment ganz still und lassen den Atem ein paarmal ganz frei kommen und gehen. Dann legen Sie beide Hände auf Ihre Brust und spüren ins Innere des Brustkorbs. Nehmen Sie die Weite des Atems unter Ihren Händen wahr und erinnern sich an Ihre Frage. Werden Sie ganz still und lassen die Antworten in sich aufsteigen. Ganz bewusst speichern Sie Ihre Wahrnehmungen im Gedächtnis, vor allem diejenigen, die Ihnen mehr Klarheit über Ihre Frage schenken.

Dann beenden Sie die Übung, und wenn Sie mögen, notieren Sie Ihre Erkenntnisse. Denn das, was Ihnen in diesem Moment so klar vor Augen steht, verliert sich sonst vielleicht doch schnell in all den dringenden Aufgaben, die Sie heute noch erwarten.

Berührend berührbar

Die Tür zur Stimme im Element Luft öffnet sich allein über die Wahrnehmung des Moments. Diese Stimme wagt sich vor in unbekanntes Terrain, ohne Garantie in Bezug auf die Wirkung. Ihr Klang ist nur bedingt vorhersehbar oder kontrollierbar. Aber es ist möglich, sich selbst in einen Zustand zu bringen, in dem der Ton der Luftstimme sich hervorwagt.

Denken Sie an die Schauspieler oder Sängerinnen, von deren Figuren oder Liedern Sie immer wieder neu zutiefst berührt sind. Diese Künstler trainieren, üben, verbessern und verfeinern ihre Technik monatelang, jahrelang, manchmal ein Leben lang. Aber sobald sie auf der Bühne stehen, ist nichts mehr von der harten Arbeit zu spüren, die nötig ist, um alles frei und leicht wirken zu lassen. Die Schauspielerin, der Sänger, müssen für den Auftritt so gut vorbereitet sein, dass sie nicht nur ihren Text fehlerfrei aufsagen oder ihre Melodie ohne falsche Töne singen können. Sie müssen ihre Worte und Lieder im Moment des Auftritts immer wieder neu spüren. So schaffen sie es, die Zuschauer durch ihre absolute Präsenz zu berühren.

Sie riskieren dabei im Extremfall sogar genau das sorgfältig erarbeitete Bild, das sie während der Vorbereitung auf die Rolle entwickelt haben. Ob sie dabei keine Angst haben? Ziemlich sicher haben sie die, denn wer gibt schon gerne die Kontrolle über sein Bild in der Öffentlichkeit ab? Selbst risikoliebende Bühnenmenschen haben ihr öffentliches Ego. Die Angst vor der Reaktion des Publikums darf sie aber nicht davon abhalten, sich dem Neuen, dem Unbekannten zu öffnen.

Ich habe einmal Lars Eidinger in der Schaubühne in Berlin erlebt, wie er mitten im Spiel innehielt und einen Zuschauer in der obersten Reihe scharf zurechtwies, sein Handy auszumachen. Für mich war das damals absolut neu, wie jemand mitten in seiner Rolle und zugleich sehr persönlich am Bühnenrand stehen konnte – und dieser Moment hat mich so stark berührt, dass ich mich immer noch sehr genau an mein Gefühl in dieser Situation erinnern kann.

Das ist es, was die Luftstimme im besten Fall auslöst: Diesen einen Moment, den Sie nicht wieder vergessen.

Dieser eine Moment

Die Luftstimme entsteht aus einer gedanklichen Stille. Mit dem Verstand im Modus automatischer Wiederholungen ist diese Lautlosigkeit nicht möglich. Daher ist Ihre Tür in die Stimme der Luft ein ganz bewusster Moment stiller Wahrnehmung. Wenn Sie gerade die oben beschriebene Atemübung durchgeführt haben, sind Sie schon wunderbar vorbereitet.

Stellen Sie sicher, dass Sie für einen Moment ungestört bleiben. Schließen Sie die Zimmertür, klappen Ihren Laptop zu und stellen das Handy auf Flugmodus. Setzen Sie sich bequem und mit aufrechter Wirbelsäule auf einen Hocker oder die vordere Stuhlkante, sodass ihre Sitzbeinknochen stabil auf der Sitzfläche ruhen.

Richten Sie nun all Ihre Wahrnehmungsantennen auf das Spüren der Luft um Sie herum und in Ihrem Körper. Wo berührt die Luft direkt Ihre Haut? Wann kommt der frische Einatem und wann der wärmere Hauch des Ausatems? Beobachten Sie die freie und nie gleiche Bewegung des Atems in Ihrem Körper. Es werden immer wieder Gedanken auftauchen, die Sie aus dieser stillen Beobachtung weglocken wollen. In dem Moment, in dem Sie das realisieren, stoppen Sie die mentale Ablenkung mit einem gedachten inneren: »Nein danke«, und kehren zurück zu Ihrer Wahrnehmung.

Im nächsten Schritt beginnen Sie damit, Ihrer Wahrnehmung einen stimmlichen Ausdruck zu geben. Vielleicht spüren Sie eine Atembewegung im Rücken, die Sie so bewusst noch nie bemerkt haben? – Probieren Sie, ein zartes »Oh« zu sprechen, in dem Ihr leichtes Staunen mitschwingt. Dann gehen Sie direkt zurück zu Ihrer Wahrnehmung. Streicht da ein kühler Lufthauch über den Unterarm? – Versuchen Sie einmal ein »Ah«, das genauso klingt, wie der Lufthauch sich angefühlt hat. Und, kommt da ein überraschend neutraler Klang aus Ihnen, ohne in irgendeiner Form kommentierend oder zu bewertend zu klingen? Dann bleiben Sie weiter dabei: Fühlen, Stimme. Pause. Wahrnehmen, Klang, Stille.

Wenn Sie diesen neutralen, aber sehr berührbaren Klang in sich geweckt haben, experimentieren Sie gleich mit ein paar Worten und kurzen Ausrufen. Gut geeignet sind zum Beispiel: »Halt!«, »Stopp!«, »Moment mal!«, »Ich weiß nicht«, »Still!«, »Danke.«

Wagen Sie zum Abschluss gerne auch ein paar stimmliche Sturmböen in Form eines sehr klaren und etwas heftigeren Stimmklangs: Das »Stopp« wird dadurch schärfer im Ton, Ihr »Moment mal« klingt noch unvermittelter und das »Ich weiß nicht« kommt entwaffnend ehrlich daher.

Dann kehren Sie wieder zurück zu Ihrem innigen Luftstimmklang, legen Ihre Hände aufs Herz und sprechen noch ein letztes zartes: »Danke.« Danken Sie sich selbst, dass Sie Ihr inneres Fühlen so mutig und bewertungsfrei wie nur möglich mit Ihrer Stimme ausgedrückt haben, obwohl es sich vielleicht zuerst sehr fremd und ungewöhnlich angefühlt hat.

Zum Beenden Ihrer Reise in die Luftstimme werden Sie für einen kurzen Moment ganz still und spüren den Klängen in Ihnen nach. Speichern Sie Ihre Wahrnehmung ganz bewusst.

Überreizt statt berührbar

Die luftige Stimme kann, wie Sie nun selbst erlebt haben, je nach Situation einen klaren und liebevollen oder auch einen ziemlich harten, strengen Ton haben. Wenn diese eigentlich berührend wirkenden Klänge aber nicht mehr aus der momentanen Situation heraus entstehen, sondern zu einer dauerhaften Grundeinstellung werden, verliert die Luftstimme ihre wahre Qualität. Denn die Luftstimme entzieht sich jedem »Fake it till you make it«-Versuch, also dem Vortäuschen von etwas, das so (noch) nicht da ist.

Die meisten Menschen spüren ziemlich gut, ob die Stimme der Berührung wirklich aus dem Herzen kommt. Wenn jemand im immer gleichen zarten, liebevollen Ton zu Ihnen spricht, selbst wenn es um einen Konflikt geht, dann fühlen Sie sich vermutlich irgendwann nicht mehr richtig ernst genommen. Und umgekehrt, wenn jemand unaufhörlich in einer überpräsenten Stimme spricht, nutzt sich die Wirkung auf Dauer auch ab. Diese Variante der Luftstimme mit einem durchgehend intensiven und dabei tendenziell auch harten Klang, ist nicht nur für das potenzielle Gegenüber, sondern auch für die eigene Stimme eine extreme Herausforderung.

Frau E. leitet schon seit fast 20 Jahren ein kleines Yogastudio in Berlin und unterrichtet selbst immer noch zahlreiche Klassen. Ein anhaltend wundes Gefühl beim Sprechen führt sie zu mir. Sie berichtet von dem Schmerz in ihrem Hals mit einer ziemlich harten Stimme, bei der die Vokale geradezu herausknallen. Es fällt Frau E. bei unserem ersten Treffen schwer, überhaupt etwas leiser zu sprechen. Ihre Stimme bricht fast weg, sobald sie versucht, einen sanfteren Ton zu produzieren. Die gesamte Stimmfunktion ist so extrem fest, dass eine feinere Schwingung der Stimmlippen spontan kaum noch möglich ist.

Anscheinend hat sich Frau E.s extrem präsente Unterrichtsstimme, mit der sie ihre Schüler schon viele Jahre lang klar und sicher auch durch herausfordernde Yogaübungsreihen führt, inzwischen als ihre normale Alltagsstimme durchgesetzt.

Wer wie sie als Lehrerin oder in einer anderen leitenden Funktion Verantwortung für das Wohlergehen anderer Menschen übernimmt und deshalb jederzeit aufmerksam und einsatzbereit sein muss, entwickelt oft einen klaren, manchmal jedoch auch etwas streng wirkenden Stimmklang. Ob Lehrerin, Erzieher, die Teamleiterin, die Eltern – bei ihnen allen sowie in vielen anderen Tätigkeiten und Berufen ist eine hohe Wachsamkeit erforderlich. In einer verantwortlichen Position klingt diese deutliche Eindringlichkeit in der Stimme meist absolut angemessen. Bleibt dieser hellwache Ton aber dauerhaft und auch privat bestehen, wird es sowohl für die Stimmfunktion als auch für die Kommunikation oft schwierig. Irgendwann wirkt dieser Klang dann nicht mehr wach und präsent, sondern hart und grundlos alarmiert.

Bei Frau E. hat sich ihre ständige Ansprechbarkeit als Studioinhaberin, als Yogalehrerin und als Ausbilderin so stark in ihrer Stimme manifestiert, dass es kaum noch eine Feinabstufung der »Härtegrade« in ihrer Stimme gibt. Für zartere Töne, die ihre Stimme auch einmal im übertragenen Sinn streicheln würden, gibt es aktuell wenig Spielraum in ihrer inneren Kehlkopfmuskulatur. Das Hauptziel in unserem Training ist es also, der gesamten Stimmfunktion von Frau E. wieder mehr Freiheit zu schenken, sodass sie sich in der gesamten Bandbreite zwischen Zartheit und Härte ausdrücken kann.

Auf leisen Tönen

In dieser Übung geht es darum, zunächst körperlich ein Gefühl der inneren Weite und Sanftheit für den Klang herzustellen und dieses dann auch im gehaltenen Ton aufrechtzuerhalten.

Stellen Sie sich dafür bequem hin, mit gut geerdeten Füßen und lockeren Schultern. Mit dem Einatem öffnen Sie Ihre Arme großzügig zu beiden Seiten, als wenn Sie die ganze Welt umarmen wollen. In dieser Position, also mit weit geöffneten Armen, tönen Sie bei locker geöffnetem Mund den Vokal »Aaaaa« in einer für Sie angenehmen mittleren Tonlage und Lautstärke. Halten Sie Ihre Stimme dabei möglichst auf der gleichen Tonhöhe, mit der Sie gestartet haben. Die Lautstärke und der Vokalklang dürfen ruhig etwas variieren, Sie geben Ihrer Stimme damit die Möglichkeit, sich im Tönen selbst auszubalancieren und so immer klarer im Klang zu werden. Der gehaltene Vokal »Aaaa« bietet viel Raum dafür, da schon in der Grundeinstellung dieses Vokals die Kehle und der Ansatzraum sehr weit geöffnet sind.

Diese Weite gibt allerdings auch wenig Halt für den Klang, experimentieren Sie daher gerne mit kleinen Bewegungen, bis Ihr Ton ganz offen und frei klingt. Vielleicht stellen Sie sich vor, Ihren »Aaaa«-Ton in dem weiten Raum zwischen Ihren Händen zu halten. Auch hier bringt ein inneres Lächeln oft eine zusätzliche Leichtigkeit für einen klaren, runden Klang.

Zum Ende des Atembogens lassen Sie Ihren Ton zart verklingen. Danach entspannen Sie Ihre Arme für einen Moment locker neben dem Körper, bevor Sie mit dem nächsten Einatem die Arme erneut wieder ausbreiten.

Zu Beginn ist es möglicherweise gar nicht so leicht zu spüren, wann es Zeit ist, den Ton leiser werden zu lassen. Jeder Atembogen ist neu und anders, bleiben Sie neugierig und achtsam, um sich immer mehr dem richtigen Moment zum Beenden des Klangs anzunähern.

Nach ein paar Durchgängen in Ihrer mittleren Lautstärke gehen Sie nun dazu über, so leise, wie es Ihnen möglich ist, zu tönen. Beginnen Sie ganz zart mit Ihrem »Aaaa«-Klang und bleiben über den gesamten Atembogen auch so leise. Sie bewegen sich im Bereich kurz über der Flüsterstimme, in dem die Stimmlippen gerade noch ganz frei schwingen und einen leisen, klaren Klang generieren – nur etwas weniger Atemdruck, und die

Stimmlippen würden schon nicht mehr in Schwingung versetzt werden. Das Ziel ist es, den Ton so leise und so klar zu halten wie nur möglich. Um einen Zugang zu dieser liebevollen klaren Stimme zu bekommen, hilft Ihnen möglicherweise die Vorstellung, die innere Weite Ihres Brustkorbs mit einem samtig-seidigem Klang zu füllen.

Intonation

Diese Übung lässt sich wunderbar erweitern, wenn Sie zusätzlich noch Ihre Intonation trainieren möchten. Das ist die Fähigkeit, den vorgegebenen Ton genau zu treffen und zu halten. Diese Fähigkeit besitzen Menschen von Natur aus in unterschiedlicher Ausprägung, aber jeder kann sie durch regelmäßiges Üben verfeinern.

Wenn Sie ein Klavier oder eine Gitarre zur Verfügung haben, spielen Sie darauf einen Ton in der mittleren Lage und tönen genau diesen Ton dann mit dem oben beschriebenen »Aaaa«. Kurz bevor Ihr eigener Ton endet, spielen Sie die gleiche Note noch einmal auf Ihrem Instrument und hören so, ob Sie mit Ihrer Stimme immer noch auf dem gleichen Ton sind. Alternativ zum eigenen Instrument gibt es natürlich inzwischen diverse Apps, die wie ein E-Piano Töne generieren. Befragen Sie dafür Ihre Suchmaschine einfach einmal nach »Piano-App«!

Mithilfe eines Instruments – ob nun physisch oder digital – haben Sie die Möglichkeit, eigenständig zu prüfen, ob Ihr Ton tatsächlich der gleiche bleibt oder nicht doch unmerklich absinkt oder gar höher rutscht. Sie üben auf diese Weise auch Ihr Tongehör, was unabdinglich ist für die Intonationssicherheit. Wenn Sie Ihren ersten Ton sicher reproduzieren können, erweitern Sie Ihr Repertoire und nehmen immer mehr Töne um den ersten Ton herum dazu.

Ventilton – Feintuning

Es gibt einen speziellen Trick, um den Moment des Öffnens Ihrer Stimmlippen genau zu spüren und so auch zu prüfen, wie hart Ihr Stimmeinsatz ist: Das sogenannte Ventiltönchen ist ein guter Gradmesser dafür, ob Sie hart, verhaucht oder weich in den Klang starten. Dieses Tönchen ist genau genommen gar kein Ton, sondern nur ein leises Knacken. Es entsteht, wenn die Stimmlippen sich nach einem Verschluss durch Luftanhalten öffnen. Wollen Sie es mal ausprobieren?

So geht es: Sie atmen tief ein und halten die Luft an. Dann lassen Sie die unter den Stimmlippen gestaute Luft mit sehr kurzen stimmlosen Knackgeräuschen entweichen. Stellen Sie sich vor, Sie wollen einen Vokal bilden, aber ganz ohne Ton. Das »A«, »E«, »I«, »O« oder »U« knackt jeweils in einem etwas anderen Geräusch, abhängig von der Form des durch Ihre Artikulation gebildeten Ansatzraums.

Üben Sie das erst ein paarmal und dann hören Sie ganz genau hin: Gibt es einen hörbaren Hauch vor dem Ventilton oder einen direkt danach? Dann ist der Stimmeinsatz noch nicht ganz exakt: Bei einem Rauschen im Anschluss an den Ventilton ist vermutlich etwas zu viel Härte im Stimmeinsatz, und wenn es vor dem Ventilton rauscht, ist der Stimmeinsatz wahrscheinlich leicht verhaucht.

Bleiben Sie dran und versuchen Sie, dieses Knacken zu einem einzigen, kurzen Impuls werden zu lassen, der sich – sorry – ein bisschen wie ein Mini-Mini-Mini-Rülpserchen anhört.

Immer da …

Frau E. ist durch ihre berufliche Tätigkeit gewohnt, immer ganz präsent an vorderster Front zu stehen. Sie trägt die Verantwortung für das Yogastudio, und sie ist diejenige, die entscheidet, die leitet, die führt. Sie bietet in jeder Yogaklasse neuen Input und Inspiration für ihre Schülerinnen an und achtet zugleich darauf, dass alle sich sicher und gehalten fühlen. Genauso fühlt sie sich auch ihren freien Mitarbeiterinnen gegenüber verpflichtet. Dabei ist sie sich des Risikos stets bewusst, dass mit einer geschäftlichen Fehlentscheidung das Fortbestehen des Studios vielleicht in Gefahr gerät. Oder dass sich durch eine etwas ungenaue Anleitung die neue Schülerin unglücklich verletzt.

»Ich liebe mein Studio und ich liebe meine Schülerinnen und Schüler«, erzählt Frau E. nach ein paar Stimmtrainingseinheiten. »Aber erst jetzt realisiere ich, wie sehr mich diese Verantwortung doch auch pausenlos in Anspruch nimmt. Ich hätte nie von mir gedacht, dass ich jemals so viel arbeiten würde. Aber momentan kann ich mich fast als Workaholic bezeichnen.« Nach einer kurzen Pause fügt sie mit einer schon viel weicheren Stimme hinzu: »Allein für diese Erkenntnis hat es sich gelohnt, das Stimmtraining anzufangen.«

Frau E. hat sich in den vergangenen Wochen mit der gleichen Disziplin, mit der sie gut strukturiert ihre täglichen Aufgaben erfüllt, ihre persönlichen kleinen Oasen im Alltag geschaffen. Und das Beste daran ist, dass sie keine extra Zeit dafür aufwenden muss, sondern diese erfrischenden Pausen direkt in ihren gewohnten Tagesablauf einbaut.

... und trotzdem ganz bei sich!

Wenn Sie auch einen vollen Terminplan und durchgetakteten Tag haben, ihre Arbeit lieben und ganz und gar darin aufgehen – aber dennoch im liebevollen Kontakt zu sich selbst bleiben möchten –, probieren Sie die folgende Technik gleich jetzt einmal aus.

Bevor Sie starten, gehen Sie in Gedanken Ihre alltäglichen Aufgaben und Tätigkeiten durch. Welche Ihrer Beschäftigungen lässt Ihnen etwas Spielraum, zum Beispiel bei einfachen automatisierten Tätigkeiten ganz bewusst ihren eigenen Gedanken nachzuhängen? Haben Sie regelmäßig kurze oder auch längere Wege zurückzulegen, die Ihnen die Gelegenheit geben, Ihren Körper freier zu bewegen? Ist es Ihnen möglich, beim Beantworten von Mails parallel auf Ihren Atem zu achten? Entscheiden Sie sich für eine bis maximal drei täglich wiederkehrende Tätigkeiten und verbinden Sie sie ab sofort mit einer neuen Gewohnheit. Ich gebe Ihnen ein paar Beispiele.

Nehmen wir an, Sie kochen sich täglich mehrmals einen Tee oder Kaffee. Auf dem Weg in die Küche oder während Sie darauf warten, dass das Wasser kocht, spüren Sie ab sofort jedes Mal in Ihren Körper. Was würde ihn erfrischen? Vielleicht ein Rekeln, Strecken und Gähnen? Oder ein kurzes Schütteln? Ein etwas langsamerer Gang? Ein kleiner Hüpfer? Seien sie so frei und probieren Sie es aus. Gähnen Sie, strecken Sie sich, hüpfen Sie! Geben Sie Ihrem Körper einen kurzen Moment der Freiheit von allen Pflichten.

Oder vielleicht gehört es zu Ihren Aufgaben, häufig Texte und Dokumente zu lesen – probieren Sie doch mal aus, dabei eine Hand auf den Brustkorb zu legen und ihn locker mit den Fingerkuppen abzuklopfen. Ihr Atem wird dadurch unwillkürlich tiefer und schenkt Ihnen eine innere Weite, die sonst im Alltag manchmal verloren geht. Die kleine Bewegung stört Ihre Konzentration nicht und erinnert Sie trotzdem wie nebenbei daran, die Luft vor lauter Denken nicht einfach anzuhalten.

Ihr Geist ist vermutlich dauerhaft beschäftigt, wenn Sie arbeiten. Aber auch – und besonders – der ständig aktive Verstand braucht Momente des freien Umherschweifens. Diese kleinen Gewohnheiten helfen dabei.

Frau E. nutzt nun zum Beispiel ihre tägliche Yogapraxis, um ihren Gedanken freien Lauf zu lassen. Natürlich nicht, um ihre To-Do-Liste zu schreiben oder drängende Probleme zu wälzen. Sie lässt den Alltag ganz bewusst hinter sich und schaltet alle inneren Wahrnehmungsantennen auf Empfang. Statt gezielt Output in Form von konkreten Plänen oder schnellen Lösungen zu generieren, darf ihr Geist nun jeden Tag Ideen entwickeln.

Diese Visionen sind momentan vielleicht noch ferne Zukunftsmusik, aber die kreative Freiheit im Denken bringt ihren Geist in einen anderen Modus. Dadurch erweitern sich die Grenzen ihrer Vorstellungskraft und ihr Blick öffnet sich regelmäßig für ihre größere Ziele und Ambitionen.

Probieren Sie es einmal: Nur wenn Sie immer wieder bewusst aus dem gedanklichen Klein-Klein auftauchen, das der Alltag Ihnen abfordert, kommt Ihr Verstand wirklich an seine Kapazität, offen, klar und strategisch zu denken.

Gemeinsam stark

Und was haben diese Dinge mit Ihrer Stimme zu tun? All diese kleinen Veränderungen und Verknüpfungen zusammengenommen sind tatsächlich eine große Unterstützung für Ihr gesamtes Stimme produzierendes System, denn:

- Ein Körper, der den ganzen Tag seine eigenen Impulse unterdrückt, wird irgendwann fest und unbeweglich. Bekommt er aber zwischendurch Gelegenheit, sich zu bewegen, erhält sich seine Durchlässigkeit für den Klang und die volle Resonanz Ihrer Stimme.
- Eine Atembewegung, die im Laufe eines langen Arbeitstages immer kleiner wird und immer weniger Raum einnimmt, verliert ihre Kraft und Elastizität. Bleibt sie aber frei und flexibel, kann sie jederzeit auf unterschiedliche Impulse angemessen antworten und damit auch die Stimme mit der jeweils passenden Atemintensität unterstützen.
- Ein Verstand, der immer nur um schnelle Lösungen für aktuelle Probleme kreist, verliert irgendwann seine Fähigkeit, neue Gedanken und Impulse zu entwickeln. Stimme und Sprache brauchen aber hin und wieder dieses mentale Funkensprühen, um kraftvoll und freudig in den Ausdruck zu gehen. Eine neue Idee oder klare Vision für die Zukunft, die nur im gedanklichen Freiraum entstehen kann, ist genau diese Art von innerem Impuls.

Ihre Stimme ist mehr als die Summe des Zusammenspiels von Körper, Atem und Geist. Aber wenn diese drei unter ihren Möglichkeiten agieren, leidet auch Ihr stimmlicher Ausdruck.

Also, worauf warten Sie noch? Probieren Sie es aus!

Bei Frau E. haben diese kleinen bewussten Veränderungen im Alltag, zusammen mit den praktischen Übungen für einen weichen Stimmeinsatz, recht schnell eine positive Wirkung gezeigt. Sie haben vor allem dafür gesorgt, dass sie ihre Stimme wieder gezielt in ihren unterschiedlichen Farben und Intensitäten nutzt. Es gibt immer noch ihre Yogalehrerinnen-

Stimme, mit der sie nach wie vor klar und herausfordernd durch ihre Klassen führt, genau so, wie ihre Schülerinnen ihren Unterricht lieben. Es gibt nun aber auch wieder andere Nuancen des Klangs, angepasst an die tatsächliche Situation.

Außerdem hat Frau E., und das war ihre eigene Idee, Stillemomente für sich eingeführt. »Ich freue mich schon morgens beim Aufstehen auf meinen stillen Moment des Tages.« Sie setzt sich dann auf ein Sitzkissen, stellt sich einen Wecker, schließt für ein paar Minuten die Augen und meditiert auf ihre innere Stille. »Der schönste Moment des Tages für mich – Selbstliebe pur«, lächelt sie beseelt.

Tür zum Äther

BOTE UND BOTSCHAFT GENAU JETZT

Stimme • Klang • Wort • Person • Vernetzung • Balance • Übereinstimmung • Erfahrung • Körper • Veränderung

Die Vielschichtigkeit des Begriffs »Äther«

Das Wort »Äther« stammt aus dem Griechischen. *Aithḗr* wird wörtlich übersetzt als »obere, reine Luft« oder auch einfach »Himmel«. Im Vergleich mit den Elementen Erde, Wasser, Feuer und Luft, die Sie zumindest noch spüren können, ist Äther mit den menschlichen Sinnen nicht mehr greifbar. Als sprachlicher Begriff wird er zudem sehr unterschiedlich genutzt:

- In der organischen Chemie nennt man die leicht flüchtigen Sauerstoffverbindungen Äther, die – eingeatmet – berauschend bis narkotisierend wirken können. Äther war das erste medizinische Narkosemittel, das seit circa 1850 Operationen ohne Wachbewusstsein ermöglichte – und nebenbei in den 1920er-Jahren ein gar nicht so selten genutztes Rauschmittel.
- Physikalisch wird[6] mit Äther ein hypothetisches kontinuierliches Feld bezeichnet, das den gesamten Raum durchdringt. Philosophen und Universalgelehrte von Aristoteles bis Einstein versuchten in verschiedenen Experimenten und Gedankenspielen bis hin zur Relativitätstheorie, die Eigenschaften dieses Mediums zu ergründen und nachzuweisen.
- Für romantische Dichter wie Johann Wolfgang von Goethe oder Friedrich Hölderlin beschrieb Äther auf poetische (und zugleich dem Ursprung des Wortes treueste) Art die unendliche Weite des Himmels als ein Sehnsuchtsort jenseits der realen Welt.
- Das Radio kam früher über den Äther zu den Empfangsgeräten nach Hause und heute laden Social-Media-Stars ihre Follower mit einem lässigen »meet you in the ethers« zu Online-Veranstaltungen ein.
- All das, was schwer zu fassen ist, wird ätherisch genannt: die fast überirdisch scheinenden Klänge einer Musik oder ein Mensch mit einer nahezu engelhaften Erscheinung.

Der Klang als Botschaft, …

Im Yoga steht das Element Äther für den Klang selbst. Der Klang einer Stimme definiert zu einem Großteil die Botschaft, er ist einer der wichtigsten Informationsträger für jede Kommunikation. Durch die Stimme tönt unverwechselbar die Persönlichkeit durch, in ihr verweben sich alle Gedanken, Gefühle und Empfindungen dieser Person zu ihrem ganz eigenen

Sound. Die Stimme im Äther ist noch mehr als die Summe aller Teile, also aller anderen Elemente, sie ist die originale und spezifische Klangschwingung eines Menschen. In anderen Worten: Die Stimme des Äthers gibt die Antwort auf die Frage: »Wer bist du?«

… die alles miteinander verknüpft

Die Ätherstimme ist dann hörbar, wenn Sie einen Menschen schon allein durch seinen Stimmklang ganz unmittelbar erfahren können. Im leisesten Ton fügen sich die Verankerung der Erdstimme, der Energiefluss der Wasserstimme, die Ausdruckskraft der Feuerstimme und die Berührung der Luftstimme individuell zusammen. Alle Facetten verknüpfen sich zu einem – für diese Person – harmonischen Ganzen.

Dieser Ausdruck von Harmonie innerhalb der Person ist jedoch keine Garantie für das Harmonieempfinden im Außen. Eine Stimme kann für die Umgebung zum Beispiel als sehr unangenehm und geradezu disharmonisch empfunden werden, wenn der Klang nicht der Erwartung entspricht: Denken Sie an kleine Kinder, die ihrem Unwillen oder selbst ihrer Freude einen noch gänzlich ungefilterten Ausdruck verleihen. Als erwachsene Person findet man den kraftvollen Ton schnell übertrieben und möchte am liebsten sofort beschwichtigen. Im Gegensatz zu älteren Kindern und Erwachsenen mildert aber beim Kleinkind noch kein Verständnis für eine Situation ein möglicherweise starkes Gefühl der Enttäuschung.

Stellen Sie sich vor, Ihr dreijähriges Kind baut am Nordseestrand mit großem Stolz und unermesslicher Ausdauer eine riesige Sandburg. Am nächsten Morgen ist davon nichts mehr zu sehen, die Burg wurde von der Flut weggespült. Beim Anblick des wie leergefegten Strandes beklagt Ihr Kind erschrocken und laut weinend den Verlust. Sie würden diesen gellenden Ton sicher nicht als *harmonisch* bezeichnen. Für Ihr aufgelöstes Kind aber ist sein stimmlicher Ausdruck in diesem Moment absolut in Harmonie mit seinem inneren Zustand.

Tatsächlich könnte es fast problematisch sein, wenn ein kleines Kind seine Enttäuschung nicht in irgendeiner Form ausdrückt. Genauso unstimmig wäre es allerdings auch, wenn der jammernde Ton nun den ganzen Urlaub weiter bestehen bleiben würde, obwohl das Kind jeden Tag unzählige andere schöne Dinge erlebt.

Bei Erwachsenen besteht diese Gefahr, in der immer gleichen Tonlage oder einem stets hörbaren gleichen Unterton hängen zu bleiben, besonders dann, wenn ein Impuls keinen zeitnahen stimmigen Ausdruck findet. Und das ist tatsächlich gar nicht so selten, denn es gibt im Alltag ziemlich viele Situationen, in denen das schnell passieren kann: Jemand wirft Ihnen zum Beispiel auf dem Weg zur Arbeit aus dem scheinbaren Nichts einen unfreundlichen Satz an den Kopf, und Sie sind so perplex, dass Ihnen in dem Moment die Spucke wegbleibt und Sie nichts zu erwidern wissen. Erst später am Tag haben Sie Gelegenheit, mit jemandem darüber zu sprechen oder sich auf andere Weise innerlich wieder auszubalancieren. Dann fallen Ihnen auch plötzlich all die schlagfertigen Antworten ein, die Sie am liebsten gegeben hätten. Bis dahin aber bleiben der Ärger und die erlebte momentane Hilflosigkeit unterschwellig oder auch ganz offen im Klang Ihrer Stimme hörbar.

Manchmal bleibt dieser Unterton nicht nur ein paar Stunden präsent – es gibt auch Erlebnisse, die über Tage, Wochen, Monate oder ein halbes Leben in einem Menschen unverarbeitet weiterschwelen. Dann bleibt das dazugehörige Gefühl oder der dadurch eingebrannte Gedanke dauerhaft in der Stimme dieser Person bestehen und wird zu einem Teil der Persönlichkeit. Bis zu einem gewissen Grad ist das vermutlich auch gar nicht vermeidbar, denn alle Erfahrungen und Erlebnisse prägen ja einen Menschen – nichtsdestotrotz ist es wichtig, es sich darin nicht zu bequem einzurichten, sondern sich immer einen Spielraum für seine Stimme aufrechtzuerhalten.

Die Macht der Balance

Und für diesen klanglichen Spielraum ist eine weitere Qualität des Ätherelements bedeutsam: die Fähigkeit, die verschiedensten Dinge mit- und untereinander auszubalancieren. Dieses Element vernetzt – wenn Sie es zulassen – ununterbrochen alle Einflüsse von innen und außen und stellt in ständiger Bewegung eine individuelle Balance her. Die Ätherstimme ermöglicht es Ihnen, jeden wahrgenommenen Impuls so zu integrieren, dass Ihr Klang immer wieder zurückfindet in Ihren eigenen Ton.

Um das tun zu können, muss die Stimme auf extreme Ereignisse kurzzeitig auch extrem reagieren dürfen. Und das kann bedeuten, die Vorstellung von sich selbst für einen Moment hinter sich zu lassen und mit einem authentischen Stimmausdruck Ihre innere Harmonie wiederherzustellen – selbst wenn Sie dadurch vielleicht äußerlich kurzzeitig Disharmonie auslösen.

Dies ist jetzt kein Aufruf zu dramatischen Auftritten, im Gegenteil. Wenn es sich nach Drama anfühlt, ist vermutlich schon eine Story mit im Spiel, die etwas zum Klang hinzufügt oder etwas darin zurückhält. Der Äther macht kein Drama aus einem Ereignis, er macht das Ereignis hörbar – in Übereinstimmung mit dem persönlichen Erleben.

Die Tür in die Ätherstimme steht – wie alle anderen – immer offen und dennoch ist es im Alltag ziemlich schwierig, über diese Schwelle zu treten. Ich versuche Ihnen mit meinen geschriebenen Worten und Bildern eine Vorstellung dieser Stimme zu geben und zugleich müssten Sie für eine 100-prozentige Ätherstimme alle Bilder und Vorstellungen aufgeben. Nun sind die

Elemente natürlich im echten Leben sowieso selten bis nie in absolut reiner Form hörbar. In jedem Menschen mischen und färben sie sich ununterbrochen gegenseitig.

Im Ätherelement kommt aber erschwerend hinzu, dass Sie bis zu einem gewissen Punkt die gedankliche Kontrolle über die Situation aufgeben und Ihre Stimme mit Ihnen selbst, mit dem Moment und mit dem Gegenüber in totale Übereinstimmung geht. Und das ist tatsächlich eine ganze Menge gleichzeitig.

Aber bleiben Sie dran und probieren Sie es trotzdem. Ich begleite Sie Schritt für Schritt auf dem Weg in die Ätherstimme. Zunächst machen Sie die Klangerfahrung Ihrer Stimme nur in Ihrem Körper. Sobald Ihre Stimme im eigenen Körper frei und durchlässig alle Räume vernetzt, können Sie anfangen, diesen – Ihren! – Klang durch Ihre Worte nach außen zu transportieren und so den Kontakt mit einem imaginären Gegenüber aufzunehmen. Und erst im dritten Schritt integrieren Sie diesen Klang, durch die Vorübungen ermutigt, in Ihren realen Alltag und wenden ihn dort mehr und mehr an.

Ihr Ton

Die Ätherstimme durchtönt den ganzen Menschen, in ihr sind alle anderen Klänge enthalten. Sie ist wie die Klangidentität Ihrer Stimme. Der Ort, an den Sie immer wieder zurückkehren können und der zugleich immer da ist. Sie ist die Stimme, die sich zeigt, wenn Sie ganz da und zugleich ganz bei sich sind. Dieser Klang entsteht am ehesten in einem Zustand, in dem Sie gerade nichts Besonderes wollen – wenn es nichts hinzuzufügen und nichts zurückzuhalten gibt. Dieser Zustand stellt sich bei manchen Menschen ganz selbstverständlich ein, wenn sie jemandem *einfach nur zuhören. Einfach nur zuzuhören,* ist jedoch keine geringe Fähigkeit, es ist eine echte Kunst.

Für mich verkörpert bis heute das Mädchen Momo aus

Michael Endes gleichnamigen Roman diese Meisterschaft des aktiven Zuhörens am allerbesten. Vielleicht gelingt es Ihnen nicht im gleichen Maße wie der Figur der Momo, so zuzuhören, dass die Zeit stehenzubleiben scheint. Aber es gab sicher auch in Ihrem Leben schon Situationen, in denen Sie den Erzählungen und Geschichten eines Menschen mit dieser Art von entspannter Aufmerksamkeit gelauscht haben. Und jedes Mal, wenn Sie das tun – einem anderen Menschen lauschen –, kommt, quasi als Nebenprodukt, Ihre eigene unverstellte Stimme hervor. Und zwar in den kleinen Tönen, die Sie unwillkürlich von sich geben, um zu signalisieren, dass Sie noch da sind.

Besonders bei Telefonaten, aber auch in persönlichen Treffen, entstehen beim Zuhören diese entspannten »Mh-mhh«-Laute. Diese »Mmh-mmmhhhh«s sind die Tür zu Ihrer Ätherstimme. Die größte Schwierigkeit liegt darin, diese Laute zu produzieren, ohne etwas erreichen zu wollen. Aber genau dieses Paradox trägt Sie symbolisch über die Schwelle.

»Mmhhh, Hhmmm, Mmmmh« – (einfach nur) Lauschen

Sie dürfen bei dieser Übung herumlaufen oder es sich auch gerne irgendwo ganz bequem machen. Stellen Sie sich vor, Sie sind für ein längeres Telefonat mit einer Freundin verabredet, die Sie länger nicht getroffen haben. Und diese Freundin erzählt Ihnen nun ausgiebig von einem schönen Erlebnis, vielleicht von einer Reise oder einer interessanten Bekanntschaft, die sie kürzlich gemacht hat. Es geht dabei um nichts wirklich Dringendes oder Dramatisches – weder verleitet die Geschichte Sie dazu, Tipps zu geben, noch fordert sie Sie zu Widerspruch heraus oder entlockt Ihnen scherzhafte Kommentare.

Sie lauschen Ihrer Freundin – da ist es wieder – *einfach nur*. Sie sind ganz Ohr und zugleich ganz in Ihrem eigenen Körper. Und aus dieser entspannt-interessierten Haltung heraus entstehen nun unwillkürlich diese typischen Zuhörtöne. Sie bestätigen mit leise klingenden Summtönen wie »Mhm«, »M-hhh«, »Mmmmh«, dass Sie gedanklich dabei sind. Mal bleibt Ihre Stimme dabei auf einem Ton, mal kommt ein zweiter oder dritter dazu, mal klingt Ihr »Mhmm« verständnisvoll-bestätigend, mal etwas erstaunt fragend und vielleicht auch mal amüsiert – lassen Sie zu, was spontan entsteht. Aber bleiben Sie dabei mit allen entspannten Sinnen ganz bei sich als aufmerksame Zuhörerin oder aufmerksamer Zuhörer.

Vom Zuhören ...

Und wenn Sie jetzt Ihren eigenen Stimmklang deutlich als Vibration im Körper spüren können (vielleicht legen Sie dafür eine Hand auf Ihr Brustbein), fangen Sie an, mit einem Ohr auch Ihrer eigenen Stimme zuzuhören. Um welche Tonhöhe oder Stimmlage herum bewegen sich Ihre »Mmh«s? – Im gleichen Ton mischen Sie nun zwischen Ihre »Mh«-Klänge kleine Worte wie »Ahaaa, m-mh«, »Mmh, wow«, »Jaaaa, mmmmhhh«.

... zum Sprechen

Und im nächsten Schritt fangen Sie an, sich imaginär stärker am Gespräch zu beteiligen. Stellen Sie sich vor, die Geschichte nähert sich ihrem Ende und Sie haben jetzt doch eine Frage oder eine Anmerkung. Probieren Sie nun in Kombination mit den »Mh«s oder anderen Lauten wie »Ah« oder »Wow« ein paar Sätze und bleiben Sie auch hier in Ihrer »Mh-hm«-Sprechstimmlage.

»Mhh, das ist ja unglaublich.«
»Oooh, da wäre ich gerne dabei gewesen ...«
»Wow, und du hast sie wirklich persönlich kennengelernt?«
»Oh – das freut mich so für dich.«
»Wow, was für eine Erfahrung!«

Nehmen Sie Ihre Stimme ruhig auch einmal mit der Diktierfunktion Ihres Smartphones auf, wenn Sie diese kleine Abfolge probieren. So können Sie neben der eigenen subjektiven Wahrnehmung auch das objektive Klangfeedback aus der Tonaufnahme für eine Einschätzung Ihrer Ätherstimme nutzen.

Wenn Sie Ihre Stimme noch nie auf einer Aufnahme gehört haben – was in Zeiten von Sprachnachrichten wahrscheinlich nur noch bei den wenigsten Menschen der Fall ist –, bedenken Sie, dass die Stimme für Sie selbst immer anders klingt als für alle anderen. Daher kann es sein, dass Sie erst einmal erschrecken, wenn Sie Ihre eigene Stimme zum ersten Mal auf Band hören.

Warum klingt meine Stimme in der Aufnahme so anders als sonst?

Das erste Mal die eigene Stimme in einer Aufnahme zu hören, ist für die meisten Menschen zumindest eine Überraschung, für manche auch ein großer Schreck: »Soo klinge ich doch nicht!«

Woran liegt es, dass Sie Ihre eigene Stimme manchmal kaum wiedererkennen, wenn Sie die gerade versendete Sprachnachricht noch einmal anhören oder sich selbst als Gast in einem Podcast sprechen hören?

Die Antwort ist relativ einfach, kann aber im ersten Moment auch etwas schockierend sein: Alle Menschen um Sie herum erleben Sie mit ziemlich genau dieser Stimme aus der Aufnahme! Nur Sie selbst machen die Klangerfahrung Ihrer Stimme, die Ihnen so vertraut ist.

Der durch Ihre Stimmlippen erzeugte Klang gelangt nämlich nur bei Ihnen – zusätzlich zu den Schallwellen durch die Luft, die über Ihr Außenohr kommen – auch noch direkt durch Ihren Körper über die Knochen in das Innenohr. Wenn Sie selbst sprechen oder singen, werden die Sinneshärchen, die die Klangwellen zu Schall verarbeiten, von zwei Quellen gleichzeitig in

Schwingung versetzt. Sie genießen quasi einen Stereosound aus Luft- und Knochenleitung, während alle anderen nur den Monosound Ihrer durch die Luft übertragenen Schallwellen hören.

Bei Mikrofonaufnahmen ist es genauso, der Schall wird auch nur über die Luftleitung übertragen, sodass eine unbearbeitete Aufnahme meist sehr nah an den originalen Stimmklang heranreicht, mit dem Ihre Umgebung Sie erlebt.

Um ein Gefühl für den Sound der Knochenleitung zu bekommen, halten Sie sich beim Summen einfach mal die Ohren zu. Jetzt wird der Klang Ihrer Stimme nur noch im Körper übertragen und ist vermutlich viel brummiger und tiefer. Das ist der Anteil Ihrer Stimme, den normalerweise nur Sie hören können. In Tonaufnahmen fehlt dieser volle und bassige Knochenklang, und so klingen Sie »auf Band« vermutlich viel flacher, heller und höher, als Sie es von sich gewohnt sind.

PS: Allerdings werden die Fähigkeiten von KI, künstlicher Intelligenz, ja gerade auch in der Tontechnik und im Audiobereich extrem weiterentwickelt, sodass ich davon ausgehe, dass es nur eine Frage der Zeit ist, bis nicht nur bei privaten Bild-, sondern auch in jeglichen Tonaufnahmen automatische Filter die Stimmen voller oder runder erklingen lassen.

Der dritte Schritt

Ich habe ja schon angekündigt, dass der dritte Schritt in Ihre Ätherstimme bedeutet, Ihren authentischen Klang in den Alltag zu integrieren. Wenn Sie Schritt eins und zwei gegangen sind, ist es nun an der Zeit, Ihren eigenen Ton in die Welt zu bringen. Falls Sie immer noch etwas zögern, lesen Sie als kleinen Motivationskick am besten jetzt gleich die Geschichte von Herrn A., der Ihnen mit gutem Beispiel vorangeht.

Unstimmig: Wenn die Stimme nicht zum Körper passt

Herr A. kommt zum Stimmtraining, weil er in letzter Zeit verstärkt unter Situationen leidet, in denen er sich mit seiner Stimme nicht gut durchsetzen kann. »Egal ob auf der Arbeit oder privat mit Freunden – ich schlage etwas vor und niemand in der Runde reagiert. Fünf Minuten später sagt jemand anderes genau das Gleiche – und alle sind begeistert. Aber das passiert nicht nur ab und zu, sondern ständig. Es nervt total, und ich verliere langsam auch die Lust, überhaupt noch irgendetwas zum Gespräch beizutragen.«

Nicht mehr zu sprechen, ist natürlich keine echte Option für Herrn A., denn er ist Projektmanager in einer Kommunikationsagentur und sein Job besteht fast ausschließlich aus Besprechungen mit seinem Team und regelmäßigen Kundenmeetings. Und grundsätzlich macht ihm seine Arbeit ja auch Spaß, deshalb geht er sein Problem mit dem Sprechen nun auch direkt an. Er will wissen, was los ist mit seiner Stimme und was er tun kann, um wieder mehr Gehör zu finden.

Bei seinem ersten Termin fällt die krasse Diskrepanz gleich auf: Herr A. ist ziemlich groß und sichtbar durchtrainiert, aber seine Stimme passt so gar nicht zu seinem Körper. Denn im Vergleich zu seinem kraftvoll wirkenden Körper klingt Herrn A.s Sprechstimme ziemlich hoch und resonanzarm.

Überhöhte Sprechstimme

Herr A. hat das, was Stimmexperten eine erhöhte oder überhöhte Sprechstimmlage nennen. Diese (zu) hohe Stimmlage entsteht durch eine Dysbalance im Zusammenspiel der inneren und äußeren Kehlkopfmuskulatur. Bei Männern liegt es manchmal daran, dass der natürliche Stimmbruch, also die Absenkung der Stimmlage um etwa eine Oktave, nicht vollständig abgeschlossen ist. Dann passt sich die Stimmfunktion nicht angemessen an den gewachsenen Kehlkopf an und die Stimme bleibt auf gewisse Art in dem kindlichen höheren Klang hängen.

Meistens aber sind es mehrere unterschiedliche Auslöser, die erst in der Summe zu einer auffällig hohen Stimme führen.

Ich frage Herrn A., wie als Teenager sein Stimmbruch verlaufen ist und ob seine Stimme in den letzten Jahren tiefer war, als sie jetzt klingt. »Na ja, ich hatte noch nie eine satte Bassstimme«, erzählt er. »Aber durch den Stimmbruch bin ich definitiv durchgegangen und meine Stimme war danach auf jeden Fall schon mal tiefer, als sie jetzt ist.«

Es interessiert mich auch, seit wann er intensiv trainiert. »Ich habe schon immer viel Sport gemacht, und seit ich in der Agentur angefangen habe, in der ich jetzt arbeite, gehe ich verstärkt ins Fitnessstudio. Und das klingt vielleicht verrückt, aber nach dem Training ist es mit meiner Stimme sogar oft am schlimmsten. Da habe ich manchmal gar keinen richtigen Zugriff mehr auf meinen Klang und sie rutscht gefühlt sogar noch höher.«

… stimmt vielleicht etwas nicht mit dem Körper?

Diese Beschreibung deutet sehr auf eine muskuläre Blockade oder dauerhafte Verspannung im Bereich des Kehlkopfs hin, die die freie Beweglichkeit der Stimmlippen einschränkt. Bei Herrn A.s Sportpensum scheint es vielleicht erst einmal ziemlich paradox, dass seine Stimme unter einer Fehlspannung leidet.

Aber es ist gar nicht so selten, dass Menschen, die intensives Krafttraining betreiben, Stimmprobleme haben: Erinnern Sie sich an die primäre Kehlkopffunktion, die beim kräftigen Ziehen oder Stoßen den Kehlkopf verschließt, damit der Brustkorb nicht kollabiert? Genau diese Ventilfunktion wird beim Fitnesstraining mit schweren Gewichten häufig aktiviert. Und wenn die Stimme sich sowieso schon in einer sehr angespannten Position befindet, kann regelmäßiges Krafttraining das letzte bisschen freier Beweglichkeit der Stimmlippen auch noch zunichtemachen.

Möglicherweise stehen sich bei Herrn A. gerade das intensive Krafttraining und eine volle und tiefere Sprechstimmlage kontraproduktiv entgegen. Um zu prüfen, ob hier ein Zusammenhang besteht, bitte ich ihn, in den nächsten Wochen – probehalber – seinen Trainingsschwerpunkt auf Sportarten zu verlagern, die den Kehlkopf weitgehend entspannt lassen. Beim Laufen, Schwimmen oder Fahrradfahren gerät die Stimme normalerweise nicht unter einen besonders starken Druck.

Natürlich ist es auch möglich, den Kraftsport so zu betreiben, dass die Stimme nicht oder nur gering belastet wird. Das benötigt aber etwas Übung und zu Beginn des Stimmtrainings ist es hilfreich, erst einmal alle möglichen Hindernisse für eine tiefe, volle Stimme aus dem Weg zu räumen. Später kann Herr A. dann langsam wieder starten und dabei darauf achten, dass seine Kehle weit und frei bleibt, auch wenn er an Geräten trainiert. Grundsätzlich funktioniert das gut, wenn bei körperlicher Anstrengung immer auch die Körpermitte aktiviert wird, sodass der Brustkorb nicht nur durch die Ventilfunktion im Kehlkopf stabilisiert wird, sondern zu einem großen Teil aus der starken zentralen Körpermuskulatur heraus.

Für den Fall, dass es tatsächlich eine körperlich-muskuläre Blockade ist, die Herrn A.s Stimmmuskulatur in diese hohe Spannung versetzt, prüfe ich zu Beginn die Aufrichtung, Flexibilität und Durchlässigkeit seiner Wirbelsäule in Verbindung mit dem Stimmklang.

Vor allem die Beweglichkeit der Halswirbelsäule und des Kopfgelenks ist interessant, da sich eine Blockierung oder auch dauerhafte Anspannung hier am direktesten auf die Stimme übertragen kann.

Im ersten Gespräch schiebt Herr A. im Sitzen seinen Kopf beim Sprechen leicht nach vorne und hebt das Kinn etwas an. Als ich ihn nun bitte, sich aufrecht und bequem hinzustellen, bleibt diese leicht überstreckte Kopfhaltung weiterhin bestehen. Bevor wir uns mit der ersten Übung näher an den delikaten Bereich der Halswirbelsäule heranwagen, lasse ich ihn erst einmal gründlich die Hände und Arme, dann die Füße und Beine ausschütteln. Danach löst er mit einem leichten Schulterkreisen vorwärts und rückwärts auch noch mögliche Anspannungen in der Brustwirbelsäule.

Herrn A.s Stand wirkt nun sehr geerdet, seine Füße stehen etwas mehr als schulterbreit auseinander, das Becken ist locker und frei beweglich und die Schulterblätter liegen tief und entspannt an der Rückseite des Oberkörpers. Auch der Kopf und der Nacken bleiben in der Linie der Wirbelsäule und überstrecken nicht mehr nach vorne.

Jetzt ist sein Körper in einer ausgewogenen Ausgangsposition, um das Kopfgelenk und die Halswirbelsäule wieder vorsichtig in ihre ursprüngliche Beweglichkeit zurückzuversetzen.

Wir beginnen mit einer Übung, die – in Verbindung mit der Stimme – genau das unterstützen kann. Für mich ist es eine der genialen Übungen, die alles miteinander verknüpfen, was Einfluss auf die Stimme nimmt.

Kopfgelenke ölen (Eins)

Schließen Sie, wenn möglich, Ihre Augen, oder – wenn Ihnen das nicht so angenehm ist – lassen Sie den Blick ganz weit werden. Wichtig ist, dass Sie ab sofort besonders gut auf Ihren Körper hören und nur Bewegungen mit dem Kopf machen, die sich absolut schmerzfrei und leicht anfühlen. Die Halswirbelsäule ist der filigranste Teil Ihrer Wirbelsäule, und die Kopfgelenke, die den Übergang zur Schädelbasis bilden, sind ein sehr delikater Bereich. Es gilt also vor allem, keine brachialen, schnellen oder groben Bewegungen zu machen. Stellen Sie sich stattdessen vor, dass Ihr Kopf die gesamte Zeit von sehr sicheren Händen äußerst liebevoll geführt wird.

Konzentrieren Sie sich nun auf Ihre Nasenspitze und malen mit ihr wie mit einem Pinsel imaginäre kleine Kreise vor sich in die Luft. Dabei tönen Sie in einer für Sie entspannten Tonhöhe ein langes »LLLLLLL«. Bleiben Sie über den gesamten Atembogen bei genau diesem Ton, das heißt, Sie lassen Ihr »LLLLLL« weder nach oben noch nach unten rutschen.

Wenn Sie spüren, dass Ihr Atem langsam knapp wird, werden Sie leiser und beenden den Ton, malen aber weiter mit der Nasenspitze Ihre imaginären Kreise. Sobald Sie – weiterkreisend und mit der Zunge nach wie vor in der »L«-Position – eingeatmet haben, tönen Sie erneut ein »LLLLLL« in einer Ihnen angenehmen Tonlage und bleiben wieder bis zum Ende des Atembogens dabei.

Mit jedem neuen Atembogen probieren Sie gerne eine andere Tonhöhe aus und ändern, wenn Sie mögen, auch die Richtung beim Nasenspitzenkreisen.

Lauschen Sie Ihrer Stimme aufmerksam und probieren Sie dabei aus, wie groß oder klein, wie langsam oder schnell Sie Ihre Kreise malen müssen, damit Ihr Ton immer voller und Ihre Stimme immer freier werden kann. Die gesamte Übung sollte sich absolut angenehm und wohltuend für Nacken und Kehle anfühlen.

Das »L« klingt seltsam?

Übrigens, falls Ihnen der Klang Ihres getönten, also lange gehaltenen, »L«-Lauts irgendwann merkwürdig lallend vorkommt, keine Sorge! Auf der einen Seite liegt es vermutlich an dem typischen Phänomen, dass durch die ständige Wiederholung eines einzelnen Lautes oder Wortes dessen für Sie eigentlich gewohnter Klang plötzlich wieder seltsam fremd und merkwürdig klingt.

Auf der anderen Seite benötigt das »L« aber im Vergleich zu ähnlich gebildeten Lauten wie »N« oder »D« tatsächlich auch eine breitere Zunge. Das »L« kommt daher von allen Lauten in der deutschen Sprache einem leicht betrunken wirkenden Lallen am nächsten. In dieser Übung geht es aber natürlich nicht um die lautreine und bühnenreife Aussprache, sondern um eine möglichst große Körperresonanz – und diese Klangdurchlässigkeit fördert die besondere Zungenposition des »L«-Lauts am allerbesten.

Kopfgelenke ölen (Zwei)

Nach einer kleinen Pause mit erneutem Lockern von Armen und Beinen verlegen Sie nun im zweiten Schritt Ihren inneren Fokus auf den höchsten Punkt des Kopfes.

Stellen Sie sich auch hier einen kleinen Pinsel vor, der über Ihrem Kopf schöne runde Kreise malt. Dazu tönen Sie wieder lange »LLLL«s, genau wie zuvor beim Nasenspitzenpinsel.

Probieren Sie, Ihren Kopf gleichmäßig und ohne Widerstand nur über das obere kugelförmige Kopfgelenk, den Atlas, kreisen zu lassen. Ich stelle mir dabei immer vor, wie die sanfte Bewegung das Gelenk sehr geschmeidig macht und seine Zellen mit allen wichtigen Nährstoffen aus der Gelenkflüssigkeit versorgt.

Kreisen und tönen Sie für ein, zwei Minuten oder länger, bis Sie wieder diesen freien, vollen Klang Ihrer Stimme hören. Nun, beim zweiten Mal, spüren Sie ihn vielleicht sogar noch stärker im Körper.

Beenden Sie die Übung dann mit einem Ton in Ihrer mittleren Stimmlage, in der die Klangschwingung deutlich im Brustkorb vibriert.

Wie fühlen sich Körper, Atem und Stimme jetzt an? Was fällt Ihnen sonst noch auf? Speichern Sie zum Abschluss gedanklich all das, was sich durch die Übung für Sie gerade positiv verändert hat. So trainieren Sie auch Ihren Verstand darauf, Sie an diesen vielleicht noch ungewohnten Zustand zu erinnern, wenn Sie ihn im Alltag gut gebrauchen können.

Herrn A.s Stimme klingt während und auch noch direkt nach dieser Übung beim Sprechen schon etwas voller und tiefer. Nach kurzer Zeit greift jedoch wieder die Gewohnheit und sein Klang rutscht zurück in die höhere Lage.

Das war relativ erwartbar, aber dennoch hat die kurze klangliche Veränderung gezeigt, dass seine Stimme rein funktionell sehr wohl in der Lage ist, tiefere Töne zu generieren!

Diese Erfahrung eines körperlicheren Klangs möchte ich nun mit der nächsten Übung auch über den Atem im Stimmsystem ankern. Um den Körper klanglich wieder ins Boot zu holen, machen wir mit Übungen zur Atemvertiefung weiter.

Der Atemanschluss an den Körper

Herr A. atmet ziemlich flach, von außen ist kaum eine Bewegung sichtbar – und wenn, dann nur im oberen Brustkorb. Ich bitte ihn, nacheinander seine Hände für jeweils zwei Atemzüge auf verschiedene Bereiche des Körpers zu legen, um wahrzunehmen, ob der Atem dort tatsächlich ankommt.

Dies sind die Positionen für die Hände, um selbst jederzeit festzustellen, wo sich Ihr Atem gerade voll und tief im Körper bewegt und wo er nur wenig aktiv ist:

- seitlich links und rechts in den Flanken;
- eine Hand vorne und eine hinten auf Höhe des Bauchnabels und der Lendenwirbelsäule;
- eine Hand vorne und eine hinten auf Höhe des Unterbauchs und des Kreuzbeins;
- beide Hände vorne auf dem Brustkorb, die Fingerspitzen auf der Höhe des Brustbeins;
- beide Hände vorne auf dem Brustkorb, die Fingerspitzen auf der Höhe der Schlüsselbeine.

Allein diese kurze Wahrnehmungsübung bewirkt, wenn Sie sie regelmäßig machen, schon eine Vertiefung Ihres Atems.

In Verbindung mit einem leichten Widerstand gegen den Ausatem durch einen stimmlosen »Ffff«-Laut intensiviert sich die Wirkung sogar noch.

Bei Herrn A. ist eine deutliche Veränderung schon nach einer Woche täglichen Übens sichtbar – und vor allem auch für ihn selbst wohltuend spürbar. Stück für Stück erweitert er so seine Atembewegung immer tiefer in den Körper hinein: erst bis in die untere Mitte seines Torsos, sodass auf Höhe des Solarplexus und im Bereich der Flanken eine leichte Ausdehnungsbewegung beim Einatmen sichtbar wird. Und nach einiger Zeit kann er den Atem sogar bis in die Basis des Beckens wahrnehmen.

Gibt es wirklich eine Atembewegung im Becken?

Um es kurz klarzustellen: Natürlich fließt Ihre Atemluft nicht bis in den Beckenboden. Ihr Atem bewegt sich selbstverständlich nur bis in die Lungenbläschen und von dort aus wieder zurück durch die Nase oder den Mund nach draußen. Ihr Körper jedoch wird ganz unmittelbar und bis in seine Tiefen über die Aktivität des Zwerchfells und der Zwischenrippenmuskulatur berührt.

Durch die rhythmische Kontraktion und im Anschluss Entspannung beziehungsweise Ausdehnung der Hauptatemmuskulatur werden, wie weiter vorne im Buch beschrieben, alle Bauchorgane und die mit ihnen verbundenen funktionellen und organischen Einheiten wie Gewebe, Faszien und Nervenbahnen passiv mitbewegt. Ich spreche also bewusst manchmal in diesen anatomisch nicht ganz korrekten Bildern, um meinen Schülern, Klientinnen und Patienten einen schnelleren Zugang zu sonst eher schwer zugänglichen Atem- und Stimmfunktionen zu ermöglichen.

Und so kann es vorkommen, dass Sie in Ihrem Sprechtraining, dem Gesangsunterricht oder der Stimmbildung aufgefordert werden, vor dem nächsten Ton tief in den unteren Rücken zu atmen – auch wenn das genau genommen gar nicht möglich ist.

Der Atemanschluss an die Stimme: den Rippenkäfig in Schwingung bringen

Um die Resonanz der Stimme wieder verstärkt in den ganzen Körper zu holen, ist es nötig, sie an den Atem »anzubinden«. Jeder lange, tiefe Ausatem bietet eine wunderbare Gelegenheit für den nächsten, noch tieferen Einatem. Und wie vertiefen Sie Ihren Ausatem am besten? – Genau, durch das sanfte Abbremsen der ausströmenden Luft mithilfe von stimmlosen und stimmhaften Lauten!

Mit dieser nächsten, etwas kraftvolleren Übung, gelingt es Ihnen, durch die Verbindung von Atem und Stimme mehr Volumen und Resonanz im Körper zu entwickeln:

Im aufrechten Sitzen oder besser noch im Stehen, strecken Sie Ihren linken Arm lang nach oben und ziehen ihn dann sanft über den Kopf nach rechts. Ihr gesamter Oberkörper neigt sich dadurch auch etwas mit zur rechten Seite, sodass die linke Körperhälfte gedehnt wird.

Nun atmen Sie tief ein und legen Ihre rechte Hand auf die Rippenbögen der linken Seite. Mit dem nächsten Ausatem beginnen

Sie, die ganze linke Seite Ihres Körpers von der Taille bis unter die Achseln mit Ihrer flachen Hand abzuklopfen. Dazu bremsen Sie Ihren Ausatem mit einem lange gehaltenen »Wwwww«-Laut, der ungefähr so leise sein sollte wie ein Staubsauger im »Extra Silence«-Modus.

Sobald Ihr Atembogen dem Ende zugeht, lassen Sie die Hand für die Dauer Ihres Einatems ruhen. Mit dem nächsten Ausatem wiederholen Sie das »Wwwww«-Geräusch in Kombination mit dem Klopfen. Achten Sie darauf, dass Ihre Stimme so locker ist, dass die Vibrationen Ihrer Hand sich auf den Klang übertragen. Das heißt, Ihre Stimme darf und sollte beim Tönen sogar ein bisschen wackeln. Machen Sie das drei Atemzüge lang und lassen Ihren Arm dann wieder nach unten sinken. Vergleichen Sie beide Körperhälften, bevor Sie zur rechten Seite wechseln.

Um diese stärkere Klanganbindung an Atem und Körper nun auch noch in eine resonanzreichere Sprechstimme zu übertragen, prüfen wir als Nächstes, wo eigentlich Herrn A.s eigene Sprechstimmlage liegt. Der Klassiker hier sind Reihensprech-Übungen, die ich immer noch sehr gerne anwende, da sie das gesamte Stimmsystem sehr schnell »auf null« setzen können. Weil der Fokus beim Sprechen auf den Zahlenfolgen und anderen Reihen liegt, schaltet die Konzentration darauf bei fast allen Menschen nach kurzer Zeit jegliche Anstrengung beim Sprechen aus. Neugierig, wie das geht? So funktioniert es:

Geld zählen

Stellen Sie sich vor, Sie zahlen einem Bankkunden seine vom Konto abgehobene Summe aus. Dabei sprechen Sie wie früher die Bankmitarbeiter am Schalter in normaler Zimmerlautstärke die Zahlen von 21, 22, 23, … bis hoch zu 29. Gleichzeitig legen Sie die imaginären Scheine einzeln und gut sichtbar für Ihren Kunden auf den imaginären Kundentresen.

Die Tage oder Monate bis zum Urlaub zählen

Genauso gut funktionieren auch die Wochentage oder Monate. Denken Sie sich zum Beispiel: Nur noch sieben Tage bis zu diesem tollen Event und zählen Sie dann in mittlerer Lautstärke durch die Woche: Montag, Dienstag, Mittwoch, … bis Sonntag. Dabei blättern Sie mit einer Hand die Seiten in einem imaginären Wochenplaner um. Oder Sie wollen die Monate bis zum nächsten Jahresurlaub zählen: Januar, Februar, März, April, … und wischen dafür mit den Fingern auf einem gedachten Touchscreen durch Ihren Onlinekalender.

Können Sie beobachten, wie sich Ihre Stimmlage nach ein paar Durchläufen in einem angenehmen Tonbereich stabilisiert? Fühlt sich Ihre Stimme nun unbeschwerter, selbstverständlicher und entspannter an? Wunderbar, denn dann hat das Reihensprechen bei Ihnen gerade den erwünschten Effekt einer feinen Anpassung an eine ausgewogenere Stimmfunktion bewirkt.

Herr A. übt in der so (wieder)gefundenen mittleren Sprechstimmlage erst einmal, kurze Sätze zu sprechen. Zu Beginn mischen wir das Reihenzählen mit kurzen Ausrufen, das klingt dann in etwa so: »21, 22, 23, komm mal her, 24, 25, 26, Finger weg, 27, 28, 29, nein danke.« So nähert sich die Spontanstimme langsam an die mittlere Sprechstimmlage an.

Später spricht Herr A. dann auch längere Sätze und nutzt das Reihensprechen nur bei Bedarf, also wenn seine Stimme wieder Gefahr läuft, in eine überhöhte Lage zu rutschen. So entwickelt er mehr und mehr Resonanz im Brustkorb und seine Stimme bekommt insgesamt mehr Kernklang.

Zusammen mit einer gleichzeitig auch im Training gestärkten Artikulationsbeweglichkeit wirkt sein Sprechen dadurch schon nach wenigen Wochen viel direkter und konkreter. Sein ganzes Auftreten bekommt eine völlig andere Präsenz.

Da ist es auch nicht überraschend, dass Herr A. sich selbst erst einmal an seine neue stimmliche Überzeugungskraft gewöhnen muss. »Letzte Woche habe ich bei einem ziemlich schwierigen Kundenmeeting einen Vorschlag zur Lösung eines Konflikts gemacht«, erzählt er eines Tages mit einem leichten Staunen in der Stimme. »Ich war mir selbst nicht sicher, ob der Kunde darauf eingehen würde. Aber nicht nur, dass alle aufmerksam meinen Worten zugehört haben – es gab im Anschluss sogar eine Einigung, mit der beide Seiten dann absolut zufrieden waren.«

Herr A. klingt fast ein bisschen überfordert von der Wirkung, die seine jetzt viel *stimmigere* Stimme neuerdings hat. So unangenehm es auch sein mag, wenn selten jemand auf das eigene Sprechen reagiert – bis zu einem gewissen Grad gewöhnt man sich irgendwann daran. Und wenn Sie dann stimmlich wieder ganz da sind und wirklich gehört werden, dann kann es sich so anfühlen, als ob Sie Ihren Unsichtbarkeitsumhang abgestreift haben und plötzlich von allen gesehen werden.

Deshalb gehört auch diese Phase, in der Herr A. seine »neue Stimme« in den Alltag integriert, zum Training dazu. Sie dürfen nicht vergessen, Ihre Stimme ist Ihre Identität, Ihre Stimme ist eng mit Ihrer Persönlichkeit verknüpft. Eine – auch nur kleine – Modifikation der Stimme oder der Sprechweise verändert die Wirkung Ihrer gesamten Person. Da kann der Wunsch nach einer klangvollen Stimme noch so groß sein – wenn es bedeutet, dass unsere Worte plötzlich wirklich gehört werden und wir damit möglicherweise auch mehr Verantwortung für sie übernehmen müssen, kann sich die alte Sprechweise plötzlich wieder sehr verlockend anfühlen.

Um also den vollen, körperreichen Kernklang auf lange Sicht zu verankern, kommt Herr A. mit etwas größeren Abständen noch einige Male zum Auffrischen ins Stimmtraining.

Mit etwas Zeit und glücklicherweise einem weiterhin richtig guten Feedback im Büro auf seine Stimme gelingt es Herrn A., den neuen resonanzreichen Körperklang in seine alltägliche Spontanstimme zu integrieren. Es ist nun eine Freude, ihm beim Sprechen zuzuhören, denn seine körperliche Präsenz hat jetzt eine ebenso eindrückliche stimmliche Entsprechung.

Probieren Sie das mal

Wenn sich in Ihrer Stimme nur wenig Körperklang entfaltet, können Sie mit den folgenden Übungen Ihre Resonanzräume aktiv erweitern. Diese kleinen und wirkungsvollen Körper-, Atem- und Stimmeinheiten sind natürlich auch wunderbar dafür geeignet, eine jetzt schon volle Resonanz weiterhin aufrechtzuerhalten. Wenn Sie zum Beispiel viel Sitzen und es im Alltag nicht so oft Gelegenheiten für einen täglichen Spannungsausgleich gibt, geht die Durchlässigkeit für den Klang schnell verloren. Hier also drei Übungen für jeden Tag:

Shake, jump, dance!!!

Diese »Übung« gehört zu meinen liebsten Aufwachritualen. Machen Sie dazu eine passende Musik an, zum Beispiel ein gut tanzbares Lied oder einen rhythmischen Trommelklang.

Stellen Sie sich aufrecht hin und fangen an, sich sanft wach zu schütteln. Erst die Hände und Handgelenke, dann die Beine und Füße und irgendwann den ganzen Körper.

Bewegen und lockern Sie dabei nach und nach alle Gelenke, bis der Körper sich angenehm geschmeidig anfühlt.

Nun tanzen Sie im »Freestyle« durch Ihr Zimmer. Spüren Sie die Musik und bewegen sich ganz in Ihrem Rhythmus. Folgen Sie ihr mit dem gesamten Körper, mit den Armen, Beinen und Füßen. Bewegen Sie die Hüften und die Schultern und lassen Sie Ihre eigenen Tanzschritte spontan entstehen: *Dance like no one is watching* ist dabei die allerbeste Haltung. Wenn Ihnen das gelingt, sind diese ungefähr fünf Minuten am Morgen gerade deswegen so wirksam, weil Ihr Körper einfach seiner eigenen Bewegungsintelligenz folgen kann! Danach sind Sie herrlich wach und bereit für den Tag, versprochen!

Lippenflattern

Das Lippenflattern klingt ein bisschen wie ein entspanntes und zufriedenes Pferdeschnauben. Sie p(r)usten dabei von innen gegen Ihre nur locker verschlossenen Lippen. Die Lippen öffnen sich durch den Atemdruck kurz und schließen sich wieder, sodass die nachströmende Luft sie erneut öffnet. Dabei entsteht eine flatternde Bewegung der Lippen.

Zu Beginn produzieren Sie ein paarmal nur dieses schnaubende Geräusch. Lassen Sie Ihre Lippen zwei, drei Mal flattern, so lange, wie Sie Luft haben.

Wenn das gut funktioniert, geben Sie Ihre Stimme mit dazu. Sie können den Flatterton dann wie einen wohlig erschöpften Seufzer nach unten gleiten lassen. Oder Sie gehen mit der Stimme aufwärts, dann klingt der Ton ein bisschen wie ein Kind, das einen Motor nachahmt. Seien Sie kreativ und spielerisch, sodass Ihre Stimme sich in allen Tonlagen ausprobieren kann.

Tipp: Sollte es mit dem Flattern nicht sofort von alleine klappen, helfen Sie sich mit einem kleinen Trick: Sie legen jeweils zwei oder drei Finger beider Hände links und rechts an Ihre Mundwinkel und lenken so den Luftstrom noch konzentrierter genau zu Ihren Lippen. Probieren Sie ruhig aus, ob die Finger eher nah an den Lippen oder doch etwas weiter weg in Richtung Wangen die gewollte gezielte Luftführung unterstützen. Pusten Sie die Luft kraftvoll aus den Lippen nach draußen. Aber Achtung, lassen Sie sich immer genug Zeit, um zwischendurch tief zu atmen, und üben Sie nicht allzu verbissen, falls es nicht gleich klappt.

Mommmmmmm …

Für ein größeres körperliches Resonanzempfinden klopfen Sie mit den Fingerkuppen sanft auf Ihren Brustkorb, etwa auf der Höhe des Brustbeins. Die Handgelenke bleiben beim Klopfen sehr locker und die Finger springen wie auf einem Trampolin ganz leicht, frei und federnd auf dem Brustkorb. Wenn Sie die richtige Intensität gefunden haben, fangen Sie mit einem wohligen Ton auf »Mommmhhh« an zu summen. Finden Sie genau die Töne, bei denen Ihre Stimme im Brustkorb unter Ihren Händen im Rhythmus des Klopfens anfängt zu vibrieren.

TEIL 3

DIE WERKZEUGKISTE FÜR DIE WICHTIGSTEN HERAUSFORDERUNGEN

ANTWORTEN AUF HÄUFIGE FRAGEN ZU STIMME UND SPRECHEN: WAS TUN, WENN …

… ich beim Sprechen nicht genug Luft habe?

Wenn man von obstruktiven Erkrankungen der Lunge absieht, entsteht die Luftnot beim Sprechen so gut wie ausschließlich durch – ja, so einfach ist es tatsächlich – fehlende oder nicht ausreichende Atempausen. Entweder ist Ihr Sprechtempo so hoch, dass einfach keine Zeit zum Luftholen bleibt. Oder die gesprochenen Sätze sind konsequent länger als das eigentliche Atemvolumen und am Ende pressen Sie die Worte nur noch heraus.

Sie sprechen dann atemtechnisch gesehen schon auf der Felge und können sich nur noch mit einem hektischen Schnappatem retten, um wieder zu Luft zu kommen. Aber da der typische Schnappatem ohne eine nennenswerte Zwerchfellbeteiligung auskommt und deshalb nur wenig Luft in die Lunge befördert, ist der nächste Atemnotmoment schon vorprogrammiert. Eine echte Abwärtsspirale für Ihr Atemvolumen!

Alex gibt ein eindrucksvolles Beispiel für diese atemlose Art zu sprechen. Er ist Mitte 20, schreibt gerade seinen Bachelor in Medienmanagement und arbeitet parallel dazu als Werkstudent in einem großen Verlag. Fast ununterbrochen ist er unterwegs, fährt von der Bibliothek ins Büro und nach dem

Meeting gleich weiter zum nächsten Projekt. Auf dem Weg von hier nach dort erledigt er Telefonate oder bereitet sich noch schnell auf den nächsten Termin vor. Alex ist ständig auf Empfang und immer erreichbar. Sein Leben erfüllt ihn und auch mit seinem großen täglichen Pensum kommt er grundsätzlich ganz gut zurecht.

Wenn ein extrem hohes Aktivitätslevel aber sehr lange und ohne eine Pause bestehen bleibt, über mehrere Tage und Wochen oder gar Monate, dann fehlt besonders dem Atem die Regenerationsphase. Er bleibt dauerhaft in einem kräftezehrenden »Ein-aus-ein-aus«-Modus. Und genau dieses erschöpfende Atempingpong führt bei Alex inzwischen dazu, dass er für seine immer schon recht schnelle Sprechweise nun endgültig viel zu wenig Luft bekommt. Er wirkt gehetzt, weil er nur kurz und schnappend atmet, um dann im gleichen Tempo und mit noch weniger Luft weiterzureden. Sein vorher noch gerade so eben funktionierender Sprechrhythmus ist durch das hohe Tempo im Außen verloren gegangen. Da er selbst deutlich spürt, wie ihm immer öfter die Luft fehlt, bittet er mich um ein paar Tipps, mit denen er selbst gegensteuern kann.

Der Atem hat seinen eigenen Rhythmus, beim Sprechen und auch in Ruhe oder bei körperlicher Aktivität. Je nachdem, was Sie gerade tun, wird Ihr Atem normalerweise passend dazu schneller oder langsamer, oberflächlicher oder tiefer und stockt manchmal auch ganz, um dann wieder weiterzufließen.

Sie hatten sicher auch schon einmal solche äußerst intensiven Lebensphasen, in denen Sie vom Strudel Ihres positiven Stresses einfach nur noch mitgerissen wurden. Vielleicht kennen Sie sogar diese Atemlosigkeit, die entsteht, wenn man sich beim Sprechen manchmal selbst zu überholen scheint. Fehlt Ihrer Stimme möglicherweise auch immer mal wieder die wunderbar erholsame Atempause? – Dann probieren Sie doch einmal die folgenden drei Trainingseinheiten, die ich auch Alex empfohlen habe. Die nächste heiße Phase kommt bestimmt und so sind sie bestens darauf vorbereitet.

Atempausen – Luft lassen

Um in einen unaufhörlichen Sprechfluss eine kleine Pause einzubauen, eignen sich Sinnpausen ganz wunderbar. Das sind diese kleinen Momente, die etwas Luft lassen für die eigenen Gedanken. Aber die auch Luft lassen für einen erfrischenden Atemzug zwischendurch!

Stellen oder setzen Sie sich dafür so hin, dass Ihre Hände Bewegungsspielraum haben. Dann sprechen Sie, mit jeweils einer Geste der rechten und der linken Hand, die Sätze unten mit einer deutlichen Pause. Sie machen also einen kleinen Absatz zwischen dem ersten und dem zweiten Teil des Satzes.

Zunächst werden Sie während des Innehaltens vermutlich nicht einmal Luft holen müssen. Wenn die Sätze länger werden, ist es aber oft sehr angenehm, ein bisschen Luft einströmen zu lassen. Ob mit oder ohne Zwischenatmung, achten Sie darauf, dass die jeweilige Zeile auch und besonders durch Ihre Pause in einem klaren Sinnzusammenhang steht. Denken Sie sich am besten zu jedem Satz eine kleine Situation aus. Mit »ICH – DU« könnten Sie zum Beispiel mit leicht genervtem Unterton so etwas ausdrücken wollen wie: »ICH mache schon wieder den Abwasch – DU scrollst nur in deinem Handy!« Oder Sie legen eine ganz andere Botschaft darunter, mit der Sie liebevoll sagen könnten: »ICH freue mich so auf dich – DU machst mir richtig Bauchkribbeln!«

Hier sind ein paar Ideen zum Start, und dann lassen Sie Ihrer Fantasie gerne ganz freien Lauf und denken sich eigene Sätze aus, die einen spannenden Cliffhanger-Moment in der Pause dazwischen haben:

> Ich ... – ... du!
> Sie kommt ... – ... er geht.
> Er spricht ... – ... sie schweigt.
> Guten Tag ... – ... ich bin (Name).
> Finger weg ... – ... das gehört mir!
> Es ist schon spät ... – ... beeil dich!
> Ich bin gleich zurück ... – ... dann sprechen wir in Ruhe.
> Ich habe dafür keine Zeit ... – ... und es interessiert mich auch nicht.
> Das ist ein wichtiger Punkt ... – ... vielen Dank für den Hinweis!
> Morgen ist auch noch ein Tag ... – ... für heute ist Schluss!

Auch in dieser Übung ist es sinnvoll, Ihre Sätze anfangs für einen hilfreichen Realitäts-Check aufzunehmen. Denn oft sagen mir Klienten, dass ihnen die neu geübte Sprech- oder Atempause unendlich lang und absolut übertrieben vorkommt. Aber wenn ich Ihnen Ihre Aufnahme dann vorspiele, erleben Sie selbst, dass diese kleine Zäsur überhaupt nicht zu lang wirkt und im besten Fall die Botschaft sogar noch besser betont.

Das Tolle daran ist, dass nicht nur Sie als Sprechende mehr Luft haben und dadurch müheloser sprechen, sondern dass auch Ihre Zuhörer tiefer und entspannter atmen.

Der Atem wirkt nämlich, genau wie die Stimme, immer auf die eigene Person und überträgt sich gleichzeitig auch immer auf die Menschen im gleichen Raum.

Tempo raus – Ruhe rein

Neben der Gestaltung Ihres Sprechens durch Atem- und Gedankenpausen können Sie außerdem ganz grundsätzlich an der Tempostellschraube drehen. Wenn Sie zu einem atemlosen Sprechen neigen, ist auch Ihr Sprechtempo vermutlich eher zu schnell, und dann gilt auch für Sie: »Sprich langsam!«.

Das ist aber deutlich leichter gesagt als getan. Versuchen Sie mal, einen beliebigen Satz einfach nur langsamer zu sprechen als gewohnt. Selbst wenn es Ihnen sofort gelingen sollte, verlieren die Worte plötzlich ihren vertrauten Rhythmus und klingen dann manchmal fast leiernd wie eine zu langsam abgespielte Sprachnachricht.

Damit Ihnen das nicht passiert, bauen wir mit der nächsten Übung unterschiedliche Hindernisse für Ihre Artikulation ein, die Ihr Tempo auf eine natürliche Art und Weise bremsen werden. So bekommen Sie ein Gefühl für einen etwas langsameren Sprechrhythmus. Und den können Sie immer mehr beibehalten, auch nachdem die (bewusst erzeugte) Barriere wieder aus dem Weg geräumt ist.

Sprechen Sie vorab einige Male diesen klassischen Mailbox-Satz in Ihrem regulären Sprechtempo, wenn möglich mit einer Tonaufnahme.

> »Bitte hinterlassen Sie mir eine Nachricht, ich melde mich so bald wie möglich zurück.«

Nun wird es etwas seltsam und vielleicht bekommen Sie nach kurzer Zeit auch ein Gefühl wie Muskelkater in der Zunge, aber lassen Sie sich davon nicht beirren. Sie verändern jeweils eine Kleinigkeit an Ihrer Artikulation und sprechen dann so langsam und deutlich wie nur möglich über die selbst errichtete Barriere herum (oder hinweg oder mittendurch).

Sprechen Sie obigen Satz immer mindestens dreimal *mit*, und im Anschluss zum direkten Vergleich einmal *ohne* die folgenden eingebauten Hindernisse. Los geht's:

Hindernis Nr. 1: Die Zungenspitze bleibt beim Sprechen fest am Gaumen in »L«-Position.

Hindernis Nr. 2: Die Zungenspitze klemmt sich zwischen Unterlippe und untere Schneidezähne.

Hindernis Nr. 3: Die Zunge ist weit aus dem Mund gestreckt.

Hindernis Nr. 4: Sie nehmen eine rohe Makkaroni, eine Salzstange oder einen Karottenstick zwischen die Schneidezähne, sodass der größere Teil gerade aus dem Mund nach vorne herausragt. Achten Sie darauf, das Teil beim Sprechen nicht zu zerbeißen.

Wenn Sie alle vier Hindernisse überwunden haben, machen Sie eine abschließende Tonaufnahme vom gleichen Satz und vergleichen Ihr Sprechtempo mit der allerersten Aufnahme. Na, hat sich schon etwas geändert? Sprechen Sie plötzlich viel ruhiger? Und spüren Sie am Ende des Satzes wieder deutlich Ihre erfrischende Atempause?

Schnell und langsam zugleich

Kennen Sie dieses Koordinationsspiel, bei dem Sie mit der einen Hand auf dem Bauch kreisen und mit der anderen von oben leicht auf den Kopf klopfen? Es hat bei mir wirklich lange gedauert, bis ich es raushatte – und als es endlich so weit war, konnte ich plötzlich nicht mehr verstehen, was daran vorher so schwierig gewesen war. (Falls Sie diese spezielle Koordination üben wollen, hilft es enorm, dabei immer weiterzuatmen! Und setzen

Sie am besten erst eine Hand nach der anderen in Bewegung, dann haben Ihre Synapsen es leichter bei der Übertragung der beiden unterschiedlichen Bewegungsimpulse.)

Bei der nächsten Trainingsaufgabe ist es ganz ähnlich wie bei der Koordination der beiden Hände, nur dass Sie statt unterschiedlicher Bewegungsrichtungen unterschiedliche Geschwindigkeiten zusammenbringen. Die meisten Menschen sprechen bei schnellerer Bewegung nämlich automatisch in einem höheren Tempo. Und sobald sie sich körperlich entspannen, verlangsamt sich auch ihre Rede unwillkürlich.

Wenn es Ihnen gelingt, diese unbewusste Verknüpfung aufzulösen, können Sie zum Beispiel schnell gehen, dabei aber weiterhin langsam sprechen. Oder andersherum: Wenn Sie in der sprichwörtlichen Elevator-Speech-Minute kurz und prägnant Ihre komplette Geschäftsidee präsentieren, bleiben Sie trotz eines hohen Sprechtempos körperlich ruhig und langsam.

Wie Sie das lernen? Genau wie bei der Koordination der zwei unterschiedlichen Händebewegungen: Sie machen eine Bewegung nach der anderen. Beginnen Sie am besten mit einer körperlichen Routine, die Sie sowieso regelmäßig machen, zum Beispiel ein täglicher sportlicher Spaziergang. Wenn Sie in Ihrem gewohnt dynamischen Gehtempo sind, sprechen Sie probeweise eine Sprachnachricht auf Ihr Mobiltelefon und achten dabei auf ein gemäßigtes Sprechtempo. Oder Sie unterhalten sich mit Ihrer Begleitung und bleiben trotz Ihres energischen Schritts gelassen und ruhig im Ton. Natürlich können Sie auch einfach einen kleinen Vers oder ein Gedicht in aller poetischer Schönheit für sich allein sprechen. Was auch immer Sie sagen, achten Sie dabei auf ein entspanntes Sprechtempo und ausreichende Pausen zum Luftholen.

Die andere Richtung, also dynamisch und schnell zu sprechen und dabei körperlich ruhig zu bleiben, könnten Sie zum Beispiel gut beim Autofahren (besser als Mitfahrerin) oder zu Hause vor dem Badezimmerspiegel trainieren. Ohne große Gestik und körperliche Aktion überzeugen Sie einen imaginären Investor nur mit Ihrer feurigen Sprechweise in einer 60-Sekunden-Rede von Ihrer einzigartigen Businessidee.

Versuchen Sie schnell, aber auf keinen Fall atemlos zu sprechen, damit Ihre Informationen auch wirklich beim anderen einsinken können. Machen Sie dafür kurze und äußerst effektive Atempausen, indem Sie zum Beispiel die L-Position der nutzen:

Life Hack: Schneller einatmen mit »L«

Wenn Sie bei längeren Vorträgen, Reden oder Präsentationen normalerweise schnell in eine leichte Schnappatmung geraten, üben Sie die folgende Technik. Sie können damit superschnell durch den Mund einatmen, ohne auch nur das geringste Geräusch zu machen. Der Trick ist, zum Luftholen durch den Mund die Zunge kurz in die »L«-Position zu bringen. Damit umgehen Sie das typische Schnappgeräusch und verwirbeln auch noch die kalt einströmende Luft, sodass sie etwas angewärmt wird, bevor Sie auf Ihre Stimmlippen trifft.

Der folgende Lauthäufungssatz eignet sich gut zum Üben. Bitte sprechen Sie ihn bis zur notierten Atempause durch und halten Sie dann während des Einatems mit der Zungenspitze einen lockeren Kontakt zum Gaumen.

»Der königliche Falke kreist elegant über dem Tal,«
(mit »L« einatmen)

»seine Flügel reflektieren die Sonne am Abendhimmel.«
(mit »L« einatmen)

Wiederholen Sie diesen Satz ein paarmal, bis sich die ungewohnte »L«-Position der Zunge beim Einatmen natürlicher anfühlt.

Wenn das gut funktioniert, probieren Sie das Gleiche mit x-beliebigen Sätzen aus der Zeitung oder, noch besser, aus Ihrer nächsten Präsentation.

Nicht immer haben Sie natürlich das »L« im Auslaut des letzten Wortes vor Ihrer Atempause, aber es funktioniert zum Beispiel genauso gut mit einem »N« am Ende. Und selbst ohne den entsprechenden Zungenlaut können Sie für einen schnellen und lautlosen Einatem Ihre Zungenspitze jederzeit kurz an den Gaumen legen.

Wie immer gilt: Bleiben Sie spielerisch und experimentieren Sie mit unterschiedlichen Geschwindigkeiten, wann immer Sie die Gelegenheit dazu haben.

... meine Stimme belegt klingt und ich mich ständig räuspern muss?

Wenn Sie auch am späten Vormittag noch eine belegte Schlafzimmerstimme mit viel Schleim im Hals haben, produzieren Ihre Schleimhäute im Kehlkopf vermutlich zu viel Sekret.

Morgens direkt nach dem Aufstehen kennen viele Menschen

dieses Gefühl, einen sprichwörtlichen Frosch im Hals zu haben. Der Frosch verschwindet bei den meisten aber normalerweise schon nach dem Frühstück durch die Kau- und Schluckbewegungen oder bei den ersten, noch mit relativ weicher und entspannter Stimme gesprochenen Worten des Tages.

Wenn Sie aber auch mittags noch häufig das Bedürfnis haben, Ihre belegte Stimme freizuräuspern, ist es sinnvoll, doch einmal etwas genauer nach der Ursache zu schauen.

Denn ein- oder auch zweimal Räuspern am Tag verträgt eine gesunde Stimme problemlos, selbst beim dritten oder vierten Mal schadet das Räuspern Ihrer Stimme noch nicht. Wenn Sie sich aber vor jedem Satz kurz räuspern müssen, damit Ihre Stimme frei ist, dann haben Sie vermutlich schon einen sogenannten Räusperzwang. Leider ist es nämlich so, dass häufiges Räuspern oft zu noch stärkerem Räuspern führt.

Der Mechanismus funktioniert so: Beim Räuspern schlagen Ihre Stimmlippen, wie auch beim lauten Husten, mit voller Kraft gegeneinander. Aber zusätzlich zu dem heftigen Aufprall reiben Ihre zarten Stimmlippen bei dem typischen Räuspergeräusch auch noch mit Druck gegeneinander. Keine schöne Vorstellung, oder? Dadurch löst sich zwar der überflüssige Schleim von den Schleimhäuten, die Ihre Stimmmuskeln umhüllen. Die Stimme klingt für kurze Zeit angenehm klar und frei. Zugleich wird durch die Reibung jedoch ein starker Reiz ausgeübt, der die Schleimhäute anregt, erneut vermehrt Schleim zu bilden. Die Stimme fühlt sich belegt an und Sie haben bald wieder das Bedürfnis, den Schleim loszuwerden. So entsteht dann der klassische Räusperzwang.

Es gibt verschiedene Faktoren, die zu einer belegten Stimme durch vermehrten, zähen Schleim und in der Folge zum Räusperzwang führen können. Relativ häufig sind diese vier:

1. Dehydrierte Schleimhäute durch zu wenig Flüssigkeit.
2. Unbewusste Gewohnheit bei Stress und Nervosität.
3. Zu wenig stimmliche Aktivität.
4. Zu viel oder ungünstiger Druck auf die Stimme beim Sprechen oder Singen.

Um herauszufinden, an welcher Stellschraube Sie drehen können, um einem möglichen Räusperzwang entgegenzusteuern, gehen wir die eben genannten vier Faktoren noch einmal etwas ausführlicher durch.

1. Zunächst prüfen Sie Ihre Trinkgewohnheiten. Kommen Sie auf Ihre 1,5 bis 2 Liter Flüssigkeit am Tag? Falls nicht, probieren Sie in den nächsten ein, zwei Wochen einmal konsequent, Ihren Körper mit ausreichend Flüssigkeit zu versorgen. Mit milden Getränken füllen Sie Ihre Speicher am schnellsten wieder auf, aber es muss Ihnen natürlich auch schmecken.
   Finden Sie also heraus, bei welchen gesunden Erfrischungen es Ihnen leichtfällt, sie regelmäßig über den Tag verteilt zu trinken. Gesund ist in diesem Fall übrigens alles, was in der Summe tatsächlich mehr Wasser in Ihre Zellen bringt als herausbefördert. Sogar manche Tees und vor allem natürlich Alkohol wirken harntreibend und können deswegen eher zu Flüssigkeitsverlust führen.
   Zusätzlich zum Trinken dürfen Sie Ihren Wasserhaushalt übrigens auch nach Herzenslust mit frischem Obst und Gemüse ausgleichen, denn etwa ein Drittel des vom Körper benötigten Wassers werden mit der Nahrung aufgenommen.

2. Wenn Ihre Stimme belegt klingt und Sie sich häufig räuspern, weil Sie dauerhaft unter Stress stehen, ist es mit mehr Flüssigkeit allein nicht getan. Dann müssen Sie vermutlich etwas

grundsätzlicher herangehen und herausfinden, was Sie so stresst, um möglichst bald neue Strategien zum Umgang mit der Belastung zu entwickeln.
Parallel dazu können Sie jedoch sofort damit anfangen, diese stimmbelastende Gewohnheit abzulegen – oder sie zumindest in etwas Sanfteres wie ein weiches »Mhh«-Summen abzumildern. Wenn Ihre Räuspergewohnheit noch recht frisch ist, gelingt Ihnen eine Umstellung vielleicht sogar eigenständig. Sollte ein Räusperzwang Sie aber schon viele Jahre lang begleiten, ist ein professioneller Coach oder Therapeut vielleicht effektiver. Die unten beschriebenen Übungen zum Deeskalieren des Räusperns sind aber in jedem Fall auch für Sie hilfreich.

3. Arbeiten Sie im Home Office am Computer oder haben aus anderen Gründen tagsüber wenig Redeanlässe und sprechen deswegen manchmal den ganzen Tag nicht? Und wenn Sie dann einen unerwarteten Anruf bekommen oder der Paketbote bei Ihnen klingelt, stolpern Sie mit der Stimme bei Ihren ersten Worten über einen zähen Schleim im Hals?
Wenn Ihnen eine belegte Stimme und das Räuspern überwiegend in solchen Situationen auffallen, liegt es vermutlich an zu wenig stimmlicher Aktivität.
Ihre Stimmgebung ist eine überwiegend muskuläre Funktion und ungenutzte Muskeln verlieren recht schnell ihren ausgewogenen Tonus, also ihre optimale Spannung. Wenn Ihr tägliches Redepensum also über längere Zeit sehr niedrig ist, üben Sie doch alternativ Ihre Stimmmuskeln mit schönen kleinen Übungen zwischendurch. Suchen Sie sich etwas aus, das Ihnen Spaß macht – dieses Buch ist voll von Ideen. Oder singen Sie regelmäßig, allein oder im Chor, denn Singen stärkt die Stimmmuskeln ganz hervorragend. Es sei denn, …

4. … Sie wenden eine ungünstige Stimmtechnik an! Wenn die Technik für die Stimmgebung Ihre Stimme jedes Mal belastet, wenn Sie sprechen oder singen, dann ist das leider eine schlechte Nachricht. Zumindest in Bezug auf das, was ich in diesem Buch für Sie tun kann. Denn sicherheitshalber empfehle ich Ihnen in diesem Fall die Begutachtung und Beratung durch einen Phoniater oder Stimmtherapeuten.
   Bis Sie dort in guten Händen sind, können Sie jedoch auch jederzeit die folgenden Techniken üben. Denn Räuspern ist zwar oft die schnellste Methode, um Ihre belegte Stimme von übermäßigem Schleim zu befreien. Allerdings gibt es auch sanftere und zugleich nachhaltigere Varianten, die den gleichen Zweck erfüllen – ohne die Stimme dabei zu reizen.

Die Räusperer-Eskalationstreppe

Wenn Ihre Stimme belegt ist, probieren Sie erst alle vorherigen Eskalationsstufen, bevor Sie tatsächlich die aggressivste Methode anwenden, nämlich das störende Sekret mit einem kräftigen Räuspern loszuwerden.

Eskalationsstufe null – liebevoll ignorieren

Wenn möglich, sprechen oder singen Sie mit der belegten Stimme ohne Druck für einen kleinen Moment lang weiter. Durch die weichen Schwingungen der Stimmlippen löst sich der Schleim manchmal schon von selbst und das unangenehme Gefühl verschwindet ganz ohne Ihr Zutun.

Eskalationsstufe eins – den Kehlkopf entspannen

Trinken Sie einen Schluck Wasser oder machen Sie eine sanfte Kaubewegung mit dem Kiefer und schlucken dabei ein paarmal ganz bewusst. Beim Schlucken senkt sich der Kehlkopf etwas nach unten und lockert so die Spannung innerhalb und auch außen rund um Ihre Kehle.

Eskalationsstufe zwei – Vibrationsmassage

Klopfen Sie sich locker mit Ihren flachen Händen oder den Fingerkuppen auf den oberen Brustkorb und summen dazu sanft »Mmmhhhh« oder seufzen genießerisch »Mnjam, mnjam, mnjam«. Die leichte Vibration des Klopfens zusammen mit der Schwingung Ihrer Stimme lockert das Sekret, sodass es abtransportiert werden kann.

Eskalationsstufe drei – hüsteln auf Englisch

Stellen Sie sich vor, Sie sind auf einem Empfang bei der Queen in Großbritannien und alle Gäste warten leise murmelnd gespannt auf das Erscheinen Seiner Majestät. Plötzlich erspähen Sie den berühmten Sohn, gut abgeschirmt im hinteren Teil des Saals. Mit einem vornehmen britischen Hüsteln und einer dezenten kleinen Geste machen Sie Ihre Begleitung auf Ihre Entdeckung aufmerksam. Der Effekt auf Ihre Stimme dabei ist, dass Ihre Stimmlippen nur ein einziges Mal vergleichsweise soft gegeneinanderschlagen. Wenn das Sekret darauf schon etwas locker sitzt, kann es sich direkt ablösen.

Eskalationsstufe vier – kräftiges Husten

Husten Sie ein einziges Mal mit einem kräftigen Impuls aus dem Zwerchfell. Es ist im Prinzip das Gleiche wie beim höflichen Hüsteln, nur mit deutlich mehr Schmackes auf den Stimmlippen.

Eskalationsstufe fünf – Na gut, jetzt dürfen Sie sich endlich …

… richtig räuspern. Aber nur einmal und auch nur, wenn alle vorherigen Methoden nicht die erwünschte Wirkung erbracht haben. Und wenn Ihre Stimme dann nach einiger Zeit erneut belegt klingt, starten Sie bitte trotzdem wieder bei null auf der Eskalationstreppe.

… ich meine eigene Stimme nicht mag?

Bevor ich anfange, habe ich eine Frage an Sie: Mögen Sie Ihre eigene Stimme nur dann nicht, wenn Sie sie in einer Aufnahme hören? Falls das der Fall ist, hilft Ihnen vielleicht das Wissen über das etwas weiter vorne im Buch erklärte Phänomen der unterschiedlichen Schallleitungen. Nur noch einmal kurz zusammengefasst: Es gibt immer einen Klangunterschied, je nachdem, ob Sie sich wie gewohnt zusätzlich über die Schallleitung durch Ihren Körper von innen hören oder wie in einer Tonaufnahme nur über die Luft von außen.

Sollte Ihnen Ihre Stimme also immer nur bei Sprachnachrichten oder auf Videos unangenehm auffallen, dann machen Sie sich freundlich spielerisch vertraut mit all den Klängen Ihrer Stimme. Nutzen Sie die Aufnahmetechnik Ihres Smartphones und probieren Sie sich damit aus. Je häufiger Sie unterschiedliche Aufnahmen von sich hören oder auch in Videos sehen, umso selbstverständlicher wird Ihnen mit der Zeit Ihr jetzt vielleicht noch etwas fremder oder gar ungeliebter Stimmklang.

Etwas anderes ist es, wenn Sie den Klang Ihrer Stimme schon unmittelbar beim Sprechen oder Singen nicht mögen. Die Ursachen dafür können vielfältig sein und reichen von negativen Kommentaren zu Ihrer Stimme in der Kindheit (»Quäk nicht so rum!«, »Sei leise, du kannst eh nicht singen!«), über tiefer sitzende Sprechängste (und deswegen ein Fremdheitsgefühl zur eigenen Stimme) bis hin zu einer tatsächlich etwas, ich nenne es mal *originellen* Stimme. Wobei, ganz ehrlich, die Leute mit den auffälligsten Stimmen haben meistens überhaupt kein Problem mit ihren etwas schrägen Tönen!

Da die Bandbreite der möglichen Gründe so weit gefächert ist, werde ich Ihnen hier keinen Tipp geben können, der generell für jeden gültig ist. Aber ein paar Hinweise und Ideen, wie Sie mit Ihrer Stimme Freundschaft schließen können, habe ich für Sie natürlich doch.

Der erste Schritt ist, ein bisschen mehr über die Ablehnung Ihrer eigenen Stimme herauszufinden. Wann genau mögen Sie Ihre Stimme nicht? Ist es immer so, oder nur in bestimmten Situationen? Welche sind das? Und was gefällt Ihnen nicht am Klang Ihrer Stimme?

Wenn Sie Schwierigkeiten haben, es für sich zu definieren, schauen Sie ruhig noch einmal in die einzelnen Beschreibungen aller Elemente, vielleicht fällt Ihnen dann etwas auf. Gibt es eine Qualität, die entweder sehr dominant vorherrscht oder im Gegenteil gänzlich fehlt? Haben Sie den Eindruck, Ihre Stimme klingt immer in der gleichen Sie nervenden Tonlage? Oder ständig müde und blass?

Wenn Sie genau beschreiben können, *was* an Ihrer Stimme Sie nicht mögen, haben Sie eine bessere Basis für Ihre Entscheidung, *wie* Sie damit umgehen wollen. Meiner Erfahrung nach vermindert sich die Ablehnung der eigenen Stimme in dem Maße, in dem Sie sich intensiver mit ihr beschäftigen. Ob Sie sich ihr allein annähern wollen, in einer Gruppe oder im Chor, mit einer Trainerin oder einem Stimmtherapeuten, das hängt ganz von Ihnen ab. Manchmal ist auch eine Kombination sehr effektiv, zum Beispiel Stimmtherapie und Singen in Ihrem Kiez-Chor.

Das Wichtigste ist, überhaupt wieder in eine wohlwollende Beziehung mit Ihrer Stimme zu treten und Ihnen beiden eine Chance zu geben. Worauf warten Sie noch? – Gehen Sie es an!

… ich so undeutlich spreche, dass ich oft nicht verstanden werde?

Susana hat ein strahlendes Lächeln und wirkt unglaublich sympathisch. Sie ist vor ein paar Jahren der Liebe wegen aus Spanien nach Deutschland gekommen und fühlt sich inzwischen absolut zu Hause in ihrer neuen Heimat. Auch ihr Deutsch ist sehr gut, zumindest theoretisch. Denn aus einer unterschwelligen Angst, dass dem Gegenüber doch ein grammatikalischer Fehler, ein unkorrekt angewendetes Wort oder ihr rollendes Zungen-»R« auffällt, spricht sie auf Deutsch immer sehr zurückgenommen und leise. Dadurch verliert ihre Aussprache aber insgesamt extrem an Deutlichkeit und es ist manchmal tatsächlich schwer, Susana gut zu verstehen. Das Verrückte daran ist, dass sie jeden ihrer im Kopf gebildeten Sätze nahezu perfekt aufschreiben könnte. Aber beim Sprechen ist sie immer ein bisschen gehemmt.

So wird trotz ihrer eigentlich guten Deutschkenntnisse ihre Sprache mit der Zeit eher noch verwaschener, da das Vernuscheln von Artikeln oder Endungen irgendwann zu einer festen Gewohnheit wird.

Das war bis jetzt nicht so gravierend, da Susana bei Ihrer Arbeit in einem deutsch-spanischen Kulturbüro bisher überwiegend auf Spanisch kommuniziert hat. Und in ihrer Muttersprache spricht sie natürlich ganz ohne Hemmungen, frei und gut artikuliert. Nun möchte sie aber gerne demnächst auf eine neue Position wechseln, zu der auch die deutsche Pressearbeit gehört. Das motiviert Susana, sich noch einmal an ihr Ausprachethema heranzuwagen. Ihr ist bewusst, dass es nicht ganz leicht sein wird, nun noch einmal so gut wie neu zu starten, da ihre Sprechweise im Deutschen sich inzwischen ziemlich eingeschliffen hat. Andererseits möchte sie auch endlich dieses unsichere Gefühl überwinden, das sie immer noch in vielen Gesprächen begleitet.

Im Training geht es bei Susana also darum, für eine bessere Verständlichkeit nicht nur ihre deutsche Aussprache, sondern auch die Artikulationsbeweglichkeit zu fördern. Denn aus der Sorge heraus, etwas falsch auszusprechen, fehlt ihren Worten derzeit die kraftvolle Artikulationspräsenz.

Begriffsklärung: Artikulation vs. Aussprache

Artikulation und Aussprache werden in der Umgangssprache oft synonym benutzt. Es gibt aber, wenn Sie es genau nehmen, einen feinen und bedeutenden Unterschied: Die **rein motorische Lautbildung**, also die fein aufeinander abgestimmten Bewegungen von Zunge, Lippen, weichem (also hinterem) Gaumen und Kiefer, wird **Artikulation** genannt.

Die **Aussprache** hingegen bezeichnet das **Klangbild**, welches der ausgesprochene Laut entwickelt, und läuft in der Sprecherziehung unter Phonetik. An der Aussprache erkennen Sie beispielsweise einen regionalen Dialekt, einen muttersprachlichen Akzent oder auch die in der Schauspielschule erlernte perfekte Bühnensprache.

Artikulation und Aussprache sind miteinander verknüpft, aber nicht unbedingt gleichzusetzen. Sie können zum Beispiel einen herrlich weichen Dialekt sprechen und gleichzeitig sehr präsent artikulieren. Und genauso können Sie das reinste Hochdeutsch sprechen, ohne jegliche Artikulationsflexibilität.

Wenn es um das Training von Artikulation und Aussprache geht: Für die Artikulation üben Sie vor allem die muskuläre Feinkoordination in Verbindung mit Atem- und Körperspannung. Ihre Aussprache können Sie hingegen nur über eine sehr genaue Hörwahrnehmung in Verbindung mit phonetischen Übungen verändern. Daher fällt es Menschen mit einer gewissen Musikalität definitiv leichter, ihre Aussprache zu verändern, da sie die kleinen Unterschiede in Dynamik, Melodie und Betonung einfach viel leichter erkennen. Denn nur die Klangunterschiede, die Sie bewusst hören können, können Sie auch bewusst erlernen.

Mit ein bisschen Anleitung und Übung ist es also relativ schnell möglich, Ihre Artikulation zu verbessern. Sollten Sie sich aber einen Dialekt oder Akzent abgewöhnen wollen, bedeutet das für die meisten einen etwas intensiveren und vor allem regelmäßigen Trainingseinsatz.

Das Wichtigste bei einer undeutlichen Artikulation ist es also, die Beweglichkeit der Lippen, der Zunge und des Kiefers zu trainieren. Die motorische Fähigkeit, diese drei wichtigen Lautbildungsbereiche zusammen und auch unabhängig voneinander zu aktivieren, sind aber nur ein Teil der Lösung. Sprechen ist ein ganzheitlicher Akt. Jeder Laut, den Sie bilden, also jeder gesprochene Buchstabe, benötigt eine spezifische Atem- und Körperspannung.

Das bedeutet ganz praktisch, dass Ihr Atemsystem sich beim Sprechen in ständiger Anpassung an die Artikulationsbewegung befindet. Je deutlicher Sie artikulieren, umso mehr sind diese kleinen Veränderungen spürbar.

Sprechen Sie doch zum Beispiel gleich jetzt einfach mal ein nachdrückliches: »Bitte!!!« mit viel Gewicht auf dem »B«-Anlaut und den zwei stimmlosen »T« in der Mitte. Wenn Sie darauf achten, können Sie sicher direkt den kleinen Impuls im Zentrum Ihres Körpers wahrnehmen, der vom Zwerchfell ausgelöst wurde. Sprechen Sie das »Bitte« im Anschluss doch gleich noch mal, aber diesmal mit einem (wie es im fränkischen Dialekt so schön bezeichnet wird) »weichen T«. Das klingt dann eher wie »Bidde« und hat vermutlich eine etwas andere Wirkung auf Ihren Hauptatemmuskel.

Selbst in diesem kurzen Experiment wird schon deutlich, wie sehr Körper und Artikulation miteinander verknüpft sind. Wenn Sie also mit innerlich angezogener Handbremse reden, woher soll dann eine knackig präsente Sprechweise kommen?

In das vollständige Übungspaket bei allen Themen rund um eine deutliche Aussprache gehört daher auf der einen Seite also ganz klar das Artikulationstraining. Dazu kommt aber unbedingt auch noch die eindeutige Entscheidung, die eigene Botschaft hinauszuschicken, und das mit ganzer Kraft und ungehemmt von der Angst vor möglichen Fehlern oder blöden Kommentaren.

Begriffsklärung: Buchstabe vs. Laut

Im Alltag sprechen wir von Buchstaben, wie wir sie im ABC kennen. A wie Anton, B wie Berta, Sie kennen das. Beim Stimm- und Sprechtraining nennen wir die reinen Klänge, die die Buchstaben in der Sprache bilden, Laute. Ein Laut ist die Klangform eines Buchstabens. Das heißt, wenn wir den geschriebenen Buchstaben »B« aussprechen, sagen wir »Béé«, und wenn wir den Laut »B« aussprechen, klingt es wie »Bè«, mit einem ganz stumpfen, kurzen è-Klang. Bei »M« wird der Buchstabe als »Em« ausgesprochen, der reine Laut hingegen klingt wie »Mmh«. Nur die Vokale »A«, »E«, »I«, »O« und »U« verändern ihren Klang nicht, wenn sie als reine Laute gesprochen werden.

Sprech-Networking

Um zu erleben, wie Ihre Lautbildung mit Ihrer Atem- und Körperspannung zusammenhängt, stellen Sie sich aufrecht und bequem hin, die Füße etwa schulterbreit auseinander. Dieses kleine Experiment gibt Ihnen ein Gespür dafür, wie fein differenziert Ihr Körper bei unterschiedlichen Lauten aktiv wird. Artikulation und Zwerchfell sind über die Atemspannung verbunden. Das bedeutet, dass der spezifische Widerstand, den die Artikulationsmuskulatur bei der Lautbildung der Ausatemluft entgegenbringt, in Ihrem Körper als kleiner Impuls, als Anspannung oder auch Entspannung ankommt.

Um das zu spüren, legen Sie Ihre Hände in die Seiten des Körpers, etwas oberhalb der Hüftknochen, sodass Sie Ihre Körpermitte mit sanftem Druck von links und rechts leicht zusammenschieben können. Wenn die Position sich stabil und entschlossen zugleich anfühlt, machen Sie es genau richtig!

Nun bilden Sie nacheinander folgende Laute und vergleichen dabei ganz genau die unterschiedlichen Bewegungen unter Ihren Händen. Wiederholen Sie jeden Laut so oft, bis Sie eine klare Körperempfindung dazu entwickelt haben:

Mmmmm (wie »Mmh, lecker!«)
Ssssss (wie Bienensummen)
Wwwww (wie Motorengeräusch)
P!!! (wie »Mir doch egal!«)
T!!! (wie »Unverschämt!«)
K!!! (wie Storchenklappern, nur langsamer!)
Fffff (wie Luft-aus-einem-Luftballon-Lassen)

Wie fühlt sich das an? Welche Wirkung hat jeder dieser Laute auf und in Ihrem Körper? – Vermutlich fühlen Sie beim klangvollen »Mmmm« nur eine sanfte Schwingung und beim Summen und Brummen auf »Sssss« und »Wwwww« vielleicht schon eine etwas kräftigere Vibration.

Die explosiven »P«, »T« und »K« lösen im besten Fall kleine Impulse unter Ihren Händen aus und das stimmlose »Fffff« baut eine recht gleichmäßige Körperspannung auf.

Wenn auf. Wenn Sie diese kleinen Unterschiede unter Ihren Händen spüren können, dann funktioniert das Zusammenspiel zwischen Ihrer Artikulationsbewegung und Ihrem Zwerchfell schon ganz hervorragend. Sollten Sie allerdings nur eine wenig differenzierte Aktivität in Ihrer Körpermitte wahrnehmen, liegt es möglicherweise an einer noch etwas zu unflexiblen Artikulation. Dann probieren Sie doch einmal diese kleinen Kunststücke für die Zunge, die Lippen und den Kiefer aus. Hier ein Artikulationstraining für mehr Flexibilität beim Sprechen.

Die Lippen

Küssen

Ihre Lippen zu aktivieren, ist kinderleicht: Bilden Sie einen Kussmund mit geschlossenen Lippen und öffnen Sie den Mund mit einem verliebten, hörbaren »Mh!«-Kuss. Probieren Sie, das ganz leise und innig zu machen, und dann auch mal groß und öffentlich. Werfen Sie Ihre Küsse einmal mit ausladender Geste wie ein Star nach der grandiosen Show in die jubelnde Menge. Versuchen Sie, viele kleine Küsschen hintereinander zu machen oder einen einzigen übertrieben theatralischen Kuss. Bleiben Sie dabei spielerisch – je mehr Freude es Ihnen macht, umso wirksamer ist diese Übung.

Lächeln, bitte!

Wann haben Sie das letzte Mal richtig breit gelächelt? Und zwar nicht nur für einen kurzen Moment, sondern für eine oder zwei Minuten? Es klingt erst einmal leicht, kann aber herausfordernd sein, und es ist sogar möglich, dass Sie dadurch ein Gefühl von Gesichtsmuskelkater bekommen.

Sie ziehen Ihre Mundwinkel so weit wie möglich zu den Ohren und lassen dabei Ihre Schneidezähne hervorblitzen. In dieser sogenannten Lächelspannung sprechen Sie kurze, alltägliche Sätze wie:

»Guten Tag.«
»Hallo!«
»Nehmen Sie Platz.«
»Setz dich.«
»Möchtest du etwas trinken?«
»Nein danke.«
»Ja, vielen Dank.«

… und was Ihnen sonst noch spontan einfällt. Wichtig ist, dass Sie dabei ganz korrekt und deutlich sprechen, obwohl Ihr Mund die gesamte Zeit in diesem breiten Lächeln geöffnet ist. Achten Sie auch besonders darauf, weiterzuatmen, denn bei gehaltener Muskelspannung ist es gar nicht so ungewöhnlich, vor lauter Konzentration die Luft auch gleich mit anzuhalten.

Zum Abschluss schließen Sie Ihren Mund wieder und klopfen locker alle Gesichtsmuskeln ab, damit diese die hohe Anspannung loslassen.

»B-B-B-B-B«

Ja, es ist genau das, was Sie denken: Sie sprechen schnell und locker hintereinander »B-B-B-B-B« oder auch »B-B«, »B-B-B-B«, und so weiter. Aber sprechen Sie Ihre »B«s nicht einfach monoton und gelangweilt vor sich hin, sondern versuchen Sie, es wie eine echte kleine Geschichte klingen zu lassen. Regen Sie sich über etwas auf, freuen Sie sich und staunen Sie auf »B-B-B«!

Schauen Sie dabei ruhig einmal kurz in den Spiegel, um sicherzustellen, dass sich wirklich nur Ihre Lippen bewegen. Manchmal pusten sich nämlich unwillkürlich auch die Wangen mit auf und dann wirkt die Übung leider nur halb so gut.

Die Zunge

Glänzende Zahnreihen

Schließen Sie die Lippen fest und polieren dann mit der Zungenspitze Ihre Zähne. Fahren Sie kreisend an den Zahnreihen entlang, erst außen und dann innen, als wenn Sie Ihre Zähne reinigen wollten. Versuchen Sie, währenddessen die Lippen geschlossen zu halten.

Zungenflattern

Hier müssen Sie ein bisschen herumprobieren, was für Sie am besten klappt: Entweder Sie lassen Ihre Zunge in hohem Tempo vor- und zurückschnellen, sodass sie sich immer wieder zwischen Ober- und Unterlippe schiebt. Oder Sie bewegen die Zungenspitze sehr schnell seitlich von Mundwinkel zu Mundwinkel. Sie können natürlich auch beide Richtungen nacheinander ausführen, wenn beides gut klappt. Versuchen Sie dann, die Bewegungen mit Klang zu begleiten. Das klingt zwar ziemlich ungewöhnlich, entspannt dafür aber Ihre Stimme gleich noch wunderbar mit.

Schnalzen

Eine herrliche Übung zur Aktivierung der Zungenmuskulatur ist das Schnalzen oder Knallen.

So geht's: Sie saugen Ihre Zunge am Gaumen fest und lassen sie dann mit Schwung ungebremst in den Mundboden knallen. Es ist leichter, wenn Sie dafür den Mund etwas weiter öffnen, dann hat Ihre Zunge mehr Bewegungsspielraum. Knallen und schnalzen Sie etwa eine Minute lang immer wieder und atmen dabei bewusst weiter.

Dann schließen Sie Ihre Lippen, legen nur die Zungenspitze locker gegen den oberen Zahndamm und genießen das angenehme Kribbeln im Mund.

Zunge raus

Mit dieser Übung bauen Sie eine übermäßige Spannung am Ansatz des Zungenmuskels ab. Strecken Sie Ihre Zunge mit einem weich klingenden »Bääähhhh« so weit aus dem Mund heraus, dass Sie eine leichte Dehnung spüren. Sollten Sie jetzt zufällig gerade von irgendetwas genervt sein, darf natürlich auch Ihre momentane Stimmung in dem »Bääähhh« einen Ausdruck finden. Dreimal hintereinander die Zunge so rausgestreckt, und schon ist Ihnen etwas leichter ums Herz, probieren Sie es aus. Plus, Ihre Zunge ist zurück in ihrer optimalen Muskelspannung.

Das Kiefergelenk …

Wissen Sie eigentlich, wo genau Ihr Kiefergelenk sitzt? Wenn Sie sich nicht ganz sicher sind, legen Sie einmal Ihren Zeige- oder Mittelfinger links und rechts vor die Ohren und klappen Ihren Kiefer einige Male langsam auf und zu. Sie dürfen mit dem Unterkiefer auch minimal kreisen und ihn etwas vorschieben. Unter Ihren Fingern sollte jetzt eine kleine Bewegung zu spüren sein. Was Sie da spüren, ist die Dreh- und Gleitbewegung des Kiefergelenkkopfes, der sich am oberen Ende Ihres bogenförmigen Unterkieferknochens befindet. Dieser Gelenkkopf liegt recht locker in der Gelenkpfanne des Schläfenknochens.

Das Kiefergelenk ist die einzige bewegliche Verbindung zweier Knochen in Ihrem Körper, die sowohl eine Kipp- als auch eine Schiebefunktion hat. Diese Gelenkfunktion hat aufgrund ihrer mechanischen Besonderheit relativ viel Bewegungsspielraum, daher ist das gesamte Gelenk von einer stabilen Kapsel umhüllt, die alles sicher zusammenhält. Nichtsdestotrotz empfehle ich Ihnen, Ihren Kiefer in den folgenden Übungen immer nur langsam und gleitend zu bewegen, niemals plötzlich und ruckartig.

... und sein Supermuskel

Einer Ihrer stärksten Muskeln im ganzen Körper ist der *Musculus Masseter*, der auf deutsch ganz einfach Kaumuskel heißt. Er verläuft auf beiden Seiten des Gesichts vom Jochbein[7] über die Wange zum Unterkiefer. Sie aktivieren ihn jedes Mal, wenn Sie zum Beispiel herzhaft in einen Apfel beißen. Dann schließt der Masseter-Muskel, gemeinsam mit drei weiteren am Kauen beteiligten Muskelpaaren, den Kiefer mit einer beeindruckenden Bisskraft, die sogar die eines Wolfes übertrifft. Wenn Sie sich schon einmal einen Korken zwischen Ihre Zähne gelegt haben,[8] um auf klassische Weise Ihre Artikulationsbewegung zu verbessern, kennen Sie diese Hebelkraft vielleicht aus eigener Erfahrung. Ein kurzer Moment der Ablenkung, und schon haben Sie einen Abdruck Ihrer Schneidezähne in dem weichen Korkmaterial. Diese starke Hebelwirkung Ihrer Kaumuskeln ist Segen und Fluch zugleich, denn sie erlaubt Ihnen einerseits, einen schier unglaublichen Biss zu entwickeln, und das nicht nur im Wortsinn.

Nicht ohne Grund haben sich Ausdrücke wie »Zähne zusammenbeißen und durch!« in der Sprache etabliert, und mit dieser Entschlossenheit ist es definitiv leichter, ein einmal gestecktes Ziel unbeirrbar zu verfolgen. Wenn dieses Motto aber zu einer automatischen Voreinstellung wird, birgt es auch das Risiko in sich, dass Sie sich reflexhaft festbeißen, wie bei besagtem Korken. Für Ihre Stimme bedeutet das vor allem, dauerhaft gegen den Widerstand eines hyperaktiven Kaumuskels anzuarbeiten. Denn Ihre Kiefermuskeln bilden eine enge Funktionseinheit mit dem Kiefergelenk – und ohne eine ausreichende Kieferweite hat Ihre Stimme wenig Raum zur Entfaltung einer beeindruckenden Präsenz.

Für einen glücklichen Kiefer …

Nehmen Sie Ihre Handballen und legen Sie sie links und rechts oben auf die Wangenknochen, die Finger zeigen entspannt nach oben. Mit einem sanften Druck streichen Sie nun langsam an den Wangen entlang nach unten und öffnen dabei mit Ihren Händen den Unterkiefer. Wenn der Kiefer weit geöffnet ist, lösen Sie die Hände ganz vom Gesicht und schütteln Sie sie kurz aus, als wenn Sie Wassertropfen abschütteln würden. Wenn Sie diese Bewegung ein paarmal ohne Ton geübt haben, kombinieren Sie die Ausstreichbewegung nun mit einem hörbaren »MMMHHHAAAAA«-Seufzer. Damit unterstützen Sie die muskelentspannende Wirkung Ihrer Hände zusätzlich mit Ihrer hörbaren Ausatmung. Wiederholen Sie das Ausstreichen so lange, bis Ihr Kiefer sich spürbar weicher anfühlt und sich ohne Widerstand ganz leicht öffnen lässt.

Kieferweite-Check

Möchten Sie gerne wissen, ob Ihr Kiefer sich normal weit öffnen lässt? – Hier ist ein kleiner Check: Legen Sie die drei mittleren Finger einer Hand übereinander und positionieren Sie sie im geöffneten Mund zwischen Ihren Zähnen. Wenn alle drei Finger hineinpassen, haben Sie eine durchschnittliche Kieferweite. Falls Ihr Mund sich nur mit großer Mühe oder überhaupt nicht so weit öffnen lässt, befragen Sie für eine genaue Diagnose im Zweifelsfall einen auf CMD (Craniomandibuläre Dysfunktion) spezialisierten Zahnarzt, Orthopäden oder Physiotherapeuten Ihres Vertrauens. Diese Experten können feststellen, was die Ursache Ihrer geringeren Kieferweite ist und auch entsprechende Behandlungen durchführen oder empfehlen.

... und einen zufriedenen Kaumuskel

Klappern Sie mit entspannter Gesichtsmuskulatur ein paarmal locker mit den Zähnen, sodass Sie ganz sicher sein können, dass Ihre Backenzähne oben und unten gleichmäßig aufeinander liegen. Dann schließen Sie den Kiefer und erhöhen für kurze Zeit vorsichtig den Beißdruck auf Ihre Backenzähne. Spüren Sie gleichzeitig mit den Fingern, wo Ihr Kaumuskel jetzt besonders stark kontrahiert und hervortritt.

Entspannen Sie dann Ihren Biss wieder und öffnen leicht den Mund. Massieren Sie nun sanft dehnend genau die Bereiche, in denen Sie gerade die meiste Aktivität gespürt haben. Finden Sie genau die Intensität, bei der die Anspannung im Muskel unter dem sanften Druck Ihrer Finger weniger wird und vielleicht sogar komplett weicht. Kreisen Sie beispielsweise mit einem oder mehreren Fingern entlang dem Kaumuskel auf und ab.

Um noch etwas intensiver in die Tiefe der Muskulatur vorzudringen, ballen Sie Ihre Hände zu lockeren Fäusten und bearbeiten Ihre Kaumuskeln behutsam mit den Fingerknöcheln. Beobachten Sie, bei welchen Bewegungen sich die Muskeln unter Ihren Händen spürbar entspannen, denn das ist die Hauptintention bei dieser Übung. Falls Sie die paarigen Muskeln lieber einzeln und nacheinander bearbeiten, achten Sie bitte nur darauf, dass zum Schluss wieder beide Seiten ausgeglichen sind.

Jetzt sind Ihre Artikulationsorgane wach und flexibel und Sie können mit der nächsten Übung die Kraft Ihrer Mitte mit der Beweglichkeit von Zunge, Lippen und Kiefer verknüpfen:

Core – Ja, Jaa, Jaaa!!!

Zu Ihrer sprecherischen Präsenz gehört unbedingt auch eine aktive Körpermitte als kraftvoller Motor und gleichwertiger Gegenpol für Ihre ausdrucksstarke Artikulationsbewegung. Das für diese Power zuständige energetische Zentrum wird oft auch als Core, also *Kern*bereich bezeichnet. Es liegt etwa auf der Höhe Ihres Bauchnabels und strahlt von hier aus in alle Richtungen Ihres Körpers.

Die Kraft Ihres Zentrums entsteht zu einem großen Teil aus der Bewegung des Zwerchfells. Natürlich gehören auch eine stabile Bauch- und Rumpfmuskulatur zu diesem »Kern-Kraftwerk« dazu. Aber Muskelkraft allein wird Ihrer stimmlichen Präsenz nicht viel nützen. Wenn die Bauchdecke vor lauter Sixpacks keinen Millimeter mehr nachgeben kann, verhindern die gestählten Bauchmuskeln vielleicht sogar diese Weite und das Potenzial Ihres Atems.

Dass das Zwerchfell so eine wichtige Rolle für Ihre Core-Kraft spielt, liegt an seiner engen Verbindung mit der Wirbelsäule. An der Körperrückseite ist es über Bänder und Sehnen mit der Wirbelsäule verbunden und kann so in Funktionseinheit mit den Zwischenrippenmuskeln beim Einatmen die gesamte Körpermitte weiten. Dadurch erreicht die Lunge leichter ihre volle Atemkapazität und die Luft kann beim Ausatmen langsam und gut dosiert zum Kehlkopf strömen. Hier wird sie an den Stimmlippen in Klang verwandelt, der etwas weiter oben im Mund von Zunge, Lippen und Kiefer zu einem Laut geformt wird. Damit Ihre Laute und Worte es also auch wirklich über die Schwelle der Lippen hinaus in die Welt schaffen, benötigen Sie – neben einer flexiblen Artikulation – in Ihrem Zentrum diesen kraftvollen Kern und Motor.

Den Motor starten

Um Ihren Motor zum Laufen zu bringen, nutzen Sie als kleine Starthilfe Ihr Feuerelement. Erinnern Sie sich noch an das positive »Yes, we can« von Obama im Feuerelement? Genau mit dieser »Ja, wir schaffen das!«-Begeisterung dürfen Sie nun auch Ihre Körpermitte zum Leuchten bringen. Es ist ganz einfach:

Stellen Sie sich aufrecht hin und legen die Hände in die Seiten.

Sagen Sie nun erst zwei-, dreimal ganz langsam »JA«, und denken Sie dabei an etwas, das Sie voll und ganz bejahen können. Spüren Sie dabei zu Beginn den Bewegungsablauf der Zunge im Mund und nehmen Sie auch den Sprechimpuls in Ihrer Körpermitte unter Ihren Händen wahr. Sprechen Sie nun viele verschiedene »JAs« nacheinander, erst langsam und noch etwas zurückhaltend positiv. Wenn sich Ihre Artikulation und Ihr Zentrum koordiniert haben, geben Sie noch mehr Freude und Zuversicht in Ihre »JAs«. Probieren Sie unterschiedliche Lautstärken und Betonungen aus. Gestikulieren Sie und versuchen Sie, in Ihrer Vorstellung ein ganzes Team zu motivieren:

»JA!« – Super Idee!
»JA!!« – Das wird großartig!
»JA!!!« – Das ist der Knaller!
»JA!!!!« – Wir sind das beste Team!
»JA!!!!!« – Lasst uns loslegen!

Entfachen Sie ein freudiges Feuer in sich, das erst einmal ganz grundsätzlich positiv bejahend ist. Sagen Sie »Ja« zu einer tollen Idee, einem großartigen Menschen, natürlich auch »Ja« zu sich selbst und überhaupt »Ja« zum Leben! Und erst wenn jede Zelle

Ihres Körpers vor Begeisterung strahlt und funkelt, beenden Sie die Übung und genießen noch einen Moment lang das freudige Pulsieren in Ihrem ganzen Körper.

Wenn Sie dieses gesamte Programm regelmäßig durchführen, profitieren davon sowohl Ihre Artikulation als auch Ihre Aussprache, und damit Ihre gesamte sprecherische Präsenz.

Auch Susana kann übrigens durch eine intensive Übungsphase noch einmal eine deutliche Verbesserung ihres Sprechens erreichen. Mit dem neu gewonnenen Selbstvertrauen startet sie bestens vorbereitet in ihrer neuen Position.

… ich beim Sprechen ein Kloßgefühl im Hals habe?

Ein sogenanntes Globusgefühl, also das Empfinden, dass in Ihrem Hals etwas Störendes festsitzt, sollten Sie zunächst lieber ärztlich abklären lassen. Vor allem, wenn das Kloßgefühl schon länger anhält und Sie es auch durch Schlucken, Husten oder gar Räuspern partout nicht loswerden.

Wenn die in Frage kommenden Verdächtigen wie Allergien, Reflux (Rückfluss von Magensäure), eine chronische Kehlkopfentzündung oder Veränderungen der Schilddrüse ausgeschlossen wurden, können Sie relativ sicher sein, dass es sich tatsächlich nur um ein Kloß*gefühl* handelt. Woher kommt aber Ihr Missempfinden, und wie befreien Sie sich davon, sodass Ihre Kehle sich auch subjektiv wieder ganz groß und weit anfühlt?

Die Wahrnehmung von Druck und Enge im Hals steht ziemlich oft in Verbindung mit Stress und muskulärer Anstrengung. Der Kehlkopf ist eng verknüpft mit den gesamten umliegenden muskulären Strukturen. Jede Festigkeit in den seitlichen Halsmuskeln oder im Gesicht (zu dem auch Ihr Kiefer gehört) und jeder verkürzte Muskel im Brustkorb kann sich auf die gefühlte Kehlweite auswirken.

Sie können daher mit sanften Dehnungs-, Entspannungs- und Lockerungsübungen rund um den Hals sehr effektiv gegen das Globusgefühl vorgehen. Wenn Sie zusätzlich noch den Atem und Ihre Bewegungen synchronisieren, unterstützt das umso mehr den Erfolg Ihrer Bemühungen, da Sie über den Atem unmittelbar Einfluss auf Ihr Stresslevel nehmen können.

Achselzucken

Setzen Sie sich bequem und aufrecht auf einen Stuhl, Hocker oder Ihre Bettkante.

Heben Sie bei locker herunterhängenden Armen und ganz entspannten Händen während des Einatems langsam Ihre Schultern bis auf Höhe der Ohren. Oben halten Sie den Atem kurz in der Weite Ihres Brustkorbs. Auf dem Weg der Schultern nach unten atmen Sie langsam und geführt wieder aus. Unten halten Sie den Atem auch, ohne im Hals eng zu werden, für einen kleinen Moment draußen, bevor Sie mit dem nächsten Einatem wieder von vorne beginnen. Bleiben Sie möglichst unangestrengt in der Bewegung, mit einem ganz luftigen Gefühl in den Schultergelenken. Und wenn es Ihnen hilft, besser im Rhythmus zu bleiben, zählen Sie innerlich mit:

Beim Einatmen bis vier,
beim Halten eins,
beim Ausatmen bis fünf,
Halten wieder eins.

Sobald Ihre Schultern sich fast fließend auf und ab bewegen, beenden Sie die langsame Bewegung und zucken ein paarmal spontan mit den Achseln. Denken Sie dabei am besten an etwas, das Ihnen total gleichgültig ist. Falls Ihre Gedanken aber ganz unbeeindruckt weiter um alle Dinge kreisen sollten, die Ihnen gar nicht egal sind und Sie vielleicht sogar belasten, ist das auch okay. Denn dann stellen Sie sich einfach vor, dass bei den hüpfenden kleinen Bewegungen genau das von Ihnen abfällt, was gerade so schwer auf den Schultern lastet.

Zum Abschluss spüren Sie bewusst in Ihre Schultern und in die Kehle und nehmen alle Veränderungen im Körper und Ihrer Stimmung wahr.

ANSPANNUNG LOSWERDEN

Die Gewohnheit, auf jeglichen Stress, oft sogar auf den Stress der anderen, mit einem angespannten Nacken zu reagieren, verliert sich vermutlich nicht von jetzt auf gleich. Zumal es eine recht unbewusste und sehr tief angelegte Stressreaktion ist. Daher bekommen Sie an dieser Stelle noch einen super Alltagstrick für jeden Tag. Damit kann Ihnen alles, was nicht auf Ihre Schultern gehört, sofort wieder den Rücken hinunterrutschen. Am besten wenden Sie diesen Trick jedes Mal an, wenn Sie nur ansatzweise spüren, wie eine leise Anspannung in den Nacken kriecht. Dann zucken Sie sofort dreimal fast reflexhaft kurz und locker mit den Schultern und murmeln leise oder auch laut einen dieser Sätze:

Das ist mir einerlei.
Das lässt mich völlig kalt.
Das raubt mir nicht den Schlaf.
Das interessiert mich nicht.
Das tangiert mich nicht.
Ich pfeif drauf.

Das ist mir wurscht.
Das prallt an mir ab.
Das ist mir gleichgültig.
Damit habe ich nichts am Hut.
Das ist mir egal.
Da gebe ich nichts drauf.
Das juckt mich nicht.

Herrlich, oder? – Oh, es funktioniert nicht so richtig bei Ihnen? Hmm, wenn sich auch nach sechs bis zehn Mal Achselzucken überhaupt gar nichts in Ihnen entspannt, dann gehen Sie noch mal in sich: Liegt die betreffende Angelegenheit vielleicht doch in Ihrer Verantwortung? Falls Sie diese Frage ehrlicherweise mit Ja beantworten müssen, dann klären Sie die Sache baldmöglichst. Denn je länger Sie es aufschieben, umso länger tragen Sie das Gewicht mit sich herum.

… meine Stimme auf andere emotionslos und unpersönlich wirkt?

Etwas weiter vorne im Buch habe ich mit der Fallgeschichte von Frau H. schon einige Gedanken und Ideen zum Thema »Emotion in der Stimme« besprochen. Sie erinnern sich, unter dem Motto »Fachwissen und feurige Emotion« ging es darum, Frau H.s eigentlich starke, jedoch vorübergehend unterdrückte Emotionen in der Kommunikation wieder mehr hörbar zu machen. Sie klang nicht grundsätzlich emotionslos, sondern ihr stimmlicher Ausdruck war aufgrund der schwierigen Situation einfach sehr eingeschränkt.

Wenn Sie allerdings selbst in ganz entspannten Gesprächen mit lieben Menschen auf die anderen immer etwas emotionslos wirken, hat Ihre Stimme vermutlich grundsätzlich einen eher unpersönlichen Klang. Das bedeutet natürlich nicht, dass Sie keine persönlichen Gefühle haben, sondern eher, dass Sie nicht gewohnt sind, sie mit anderen zu teilen. Wenn Sie also selbst mit Ihrer besten Freundin, dem Lieblingscousin, oder vielleicht sogar mit Ihrem eigenen Kind, überwiegend kühl und nüchtern, rational und pragmatisch oder neutral und sachlich sprechen, kann Ihre Stimme – und damit auch Sie – auf Ihr Gegenüber schnell emotionslos wirken. Das muss nicht zwangsläufig immer nur schlecht sein, aber wenn Sie dadurch selbst für Ihre nächsten Menschen emotional unsichtbar erscheinen, bleibt natürlich auch ein riesiger Teil Ihrer Persönlichkeit im Hintergrund verborgen.

Mir haben Freundinnen schon früh, da war ich vielleicht 16 oder 17, fast bewundernd gesagt, dass ich immer so wirken würde, als wenn ich alles im Griff hätte.

Ich war zwar überrascht darüber (denn tief in mir wusste ich, dass dem ganz und gar nicht so war), aber irgendwie machte es mich auch stolz. Ich mochte es, so souverän zu wirken, weil es mir Sicherheit und auch ein gewisses Gefühl der Unangreifbarkeit gab. Bis ich begriffen habe – und diese Erkenntnis wuchs und wächst nur sehr langsam über die Jahre –, dass ich meinen persönlichen emotionalen Ausdruck einfach nur sehr stark kontrolliert habe.

Die andere Seite der Unangreifbarkeit war also auch eine bestimmte Form der Unsichtbarkeit. Ich habe zwar sehr gerne die Position der hilfreichen und verständnisvollen Zuhörerin eingenommen, dafür umso weniger über meine Person mitgeteilt. Dadurch habe ich selbst oft – zumindest in Bezug auf meine eigene Stimmung – emotionslos und distanziert geklungen.

Als Zuhörerin war ich dafür umso empathischer – das dachte ich zumindest. Denn inzwischen bin ich absolut überzeugt davon, dass echte Empathie immer beide Seiten beinhaltet. Solange ich nur mit der Emotion meines Gegenübers mitgehe, bin ich nicht empathisch, sondern schlicht und einfach mit meiner eigenen Persönlichkeit gar nicht richtig anwesend.

Natürlich ist die Fähigkeit, sich zurückzunehmen und nur zuzuhören, auch eine Stärke, die mir beruflich unglaublich gut gedient hat. Aber irgendwann habe ich realisiert, dass selbst in beratenden Berufen zum Zuhören auch das Sprechen gehört. Und zwar nicht nur zum Übermitteln von Fakten, Wissen und guten oder auch nur gut gemeinten Ratschlägen für den Klienten. Um wirklich auch eine menschliche Nähe entstehen zu lassen, musste ich anfangen, meine persönlichen Gefühle und Emotionen mit anderen zu teilen. Es war und ist eine Frage des Mutes und der Übung, aber es ist möglich – und es lohnt sich.

Stimmung in die Stimme

Und wie habe ich damit angefangen, meine Stimmung in meine Stimme zu integrieren? Eine ganz wichtige Erkenntnis zu Beginn war, dass meine eigene Wahrnehmung der emotionalen Botschaft in meiner Stimme nicht unbedingt übereinstimmte mit der Wahrnehmung anderer Menschen. Wenn ich das Gefühl hatte, mich emotional gerade komplett zu offenbaren, war mein Gegenüber selten besonders beeindruckt.

Sie nehmen vermutlich, wie die meisten Menschen auch, Ihre eigene Kommunikation als den universellen Maßstab wahr. Zu Beginn steht also eine Art von Realitäts-Check.

Beobachten Sie Ihr eigenes Kommunikationsverhalten. Fragen Sie sich und auch enge Freunde, ob und in welchem Umfang Sie emotional persönlich erfahrbar sind.

Erkennt Ihr Partner oder Ihre Kollegin schon an Ihrer Stimme, wie es Ihnen gerade geht? Wann fällt es Ihnen leicht, emotional zu sprechen, und in welchen Situationen ist es nahezu unmöglich? Machen Sie eine genaue Bestandsaufnahme, theoretisch und auch praktisch. Finden Sie mehrmals täglich einen Klang oder ein Wort zur Beschreibung, wie es Ihnen gerade geht. Wie fühlen Sie sich zum Beispiel genau jetzt? Antworten Sie mit einem kleinen Geräusch, einem Seufzer oder einem kurzen Ausruf. Wenn Sie sich selbst dabei lauschen, erkennen Sie das Gefühl in Ihrem Stimmklang wieder? Und wenn Sie kurz darauf mit einer anderen Person sprechen, verändert sich Ihre Stimme dann automatisch oder färbt die gleiche Emotion noch immer leicht den Klang Ihrer Worte?

Die Landkarte der Emotionen

Ausgehend von Ihren Stärken fangen Sie dann langsam an, die Bereiche zu erweitern, in denen es Ihnen möglich ist, persönlicher zu klingen. Denken Sie an die Landkarte der fünf Elemente. Lesen Sie noch einmal die jeweiligen Begriffe, die am Anfang jedes Kapitels stehen und notieren sich die wichtigsten. Beobachten Sie immer wieder zwischendurch, in welchem Element Sie gerade emotional unterwegs sind. Wenn Sie unsicher sind, nutzen Sie auch die jeweiligen Übungen, um tiefer in die Facetten eines Klangs einzutauchen. Das ist ein wunderbarer Weg in Ihre emotionale Ausdrucksfülle, wenn Sie sich Tag für Tag mit Ihrer Stimme in immer mehr Situationen hineinwagen, die für Sie bisher herausfordernd sind.

Probieren Sie aus, experimentieren Sie mit Ihrer Stimme und erlauben Sie sich dabei auch, dass es sich mal übertrieben anfühlt oder tatsächlich auch ist. Stimmungen und Gefühle lassen sich nicht immer kontrollieren, und wenn Sie damit auf neuem Terrain unterwegs sind, kann es sein, dass Sie auch mal übers Ziel hinausschießen. Dann erinnern Sie sich und möglicherweise davon Betroffene freundlich daran, dass Sie gerade erst im Training sind und noch kein Profi im Stimme-Stimmungs-Business!

Was ich wirklich meine!

Parallel zu der zugegeben einigermaßen tiefgreifenden Herangehensweise, sich mit täglichem Wahrnehmungstraining Ihren persönlichen Emotionen zu nähern, gibt es auch einen etwas technischeren Zugang.

Ihr emotionaler Ausdruck hat neben der inneren Welt Ihrer Emotionen ja auch die hörbare äußere Expression in Ihrer Stimme. Und diese entsteht, rein technisch betrachtet, durch unterschiedliche Betonungen, stimmliche Schwerpunkte und bewusst gesetzte Pausen beim Sprechen. In Texten wird ein Teil dieser Gestaltung durch Satzzeichen gekennzeichnet. Aber in der Spontansprache denken Sie sich selbstverständlich kein Komma oder drei Ausrufezeichen – Sie unterstreichen Ihre Worte stattdessen durch eine eindeutige Betonung. Es können dabei im genau gleichen Satz völlig unterschiedliche Aussagen entstehen, je nachdem ob Sie ihn zum Beispiel mit oder ohne Pause sprechen, welches Wort Sie besonders hervorheben und ob Ihre Stimme zum Ende fragend ansteigt oder Sie einen hörbaren Punkt setzen.

So, wie aus der momentanen Stimmung ein persönlicher Stimmklang entstehen kann, verändert sich mit Ihrem klanglichen Schwerpunkt auch die Emotion des Gesagten.

Mit bewusst gesetzten Betonungen und Variationen der Satzmelodie senden Sie also auch eine persönliche Botschaft, ohne dass Sie dafür in allzu gefühlsmäßige Tiefen eintauchen müssen. Es ist ein vergleichsweise kontrollierter Zugang zum emotionalen Ausdruck in Ihrer Stimme. Das kann für den Anfang ein geschützter Übungsraum zum Experimentieren sein, um sich mit der so gewonnenen Erfahrung in die Welt zu wagen. Probieren Sie es mit dem folgenden Satz doch einfach einmal aus:

Mein Hiersein heute hat einen bestimmten Grund.

Sprechen Sie diesen Satz ein-, zweimal ganz spontan. Und dann steuern Sie nacheinander jedes Wort einzeln an und betonen immer nur dieses eine Wort im Satz. Sprechbetonungen entstehen übrigens auf sehr unterschiedliche Art. Sie können Ihre Stimmlage anheben oder absenken, allein das wirkt schon komplett anders. Probieren Sie auch einmal, das betonte Wort lauter, leiser, deutlicher oder langsamer zu sprechen. Und experimentieren Sie damit, eine kleine Zäsur direkt vor und nach dem wichtigsten Wort zu machen, ohne dass der gedankliche Bogen abreißt. Los geht's, ich wünsche Ihnen viel Spaß und neue Erkenntnisse dabei!

Mein Hiersein heute hat einen bestimmten Grund.
Mein *Hiersein* heute hat einen bestimmten Grund.
Mein Hiersein *heute* hat einen bestimmten Grund.
Mein Hiersein heute *hat* einen bestimmten Grund.
Mein Hiersein heute hat *einen* bestimmten Grund.
Mein Hiersein heute hat einen *bestimmten* Grund.
Mein Hiersein heute hat einen bestimmten *Grund*.

Wenn Sie auf diese, erst einmal rein technische, Art eine konkrete Erfahrung der zahlreichen Nuancen Ihres Stimmausdrucks machen, ist der nächste Schritt praktisch schon vorbereitet.

Sie wechseln nun nämlich den Fokus und nehmen wieder, wie Sie es spontan auch tun würden, Ihren emotionalen Zustand oder Ihr inneres Empfinden als Ausgangspunkt für den Sprechimpuls.

Immer noch spielerisch versetzen Sie sich in verschiedene Situationen, in denen Sie den obigen Satz sprechen würden oder könnten. Probieren Sie, den gleichen Satz aus vielen unterschiedlichen Motivationen heraus zu sprechen. Nehmen Sie dabei bewusst wahr (oder machen Sie eine Tonaufnahme davon, um sie später zu hören), wo Ihre Betonung nun intuitiv landet. Bleibt

Ihre Stimme weiterhin so lebendig und vielfältig in der emotionalen Botschaft?

Seien Sie geduldig mit sich, aber bleiben Sie dran. Jedes Gespräch und jede Kommunikation, in der Sie mehr Emotionen mit Ihrer Stimme transportieren, schenkt Ihnen den Mut und das Selbstvertrauen, es beim nächsten Mal wieder zu tun.

Komm her – Geh weg

Es gibt noch eine weitere Möglichkeit, emotional lebendiger zu klingen: Sie können Ihre Stimme nämlich auch über einen schnellen Wechsel gegensätzlicher Botschaften bewusst so überfordern, dass die Emotionen irgendwann einfach durchbrechen.

Dafür sprechen Sie, kreuz und quer und so schnell wie möglich die folgenden sich widersprechenden Aufforderungen in den verschiedensten Tonlagen, Betonungen und Melodien. Versuchen Sie, dabei wahlweise bittend, traurig, wütend, genervt, sehnsüchtig, vorwurfsvoll, verliebt, trotzig, neidisch, schüchtern, glücklich, enttäuscht, ängstlich, neugierig, resigniert, selbstsicher, misstrauisch, hoffnungsvoll oder stolz zu klingen. Oder legen Sie einfach los und lassen sich überraschen, welche Töne ganz von selbst dabei entstehen:

Komm her! – Geh weg!
Mach das! – Lass das!
Setz dich! – Steh auf!
Fang an! – Hör auf!
Tür auf! – Fenster zu!
Fass mit an! – Finger weg!

Im Anschluss lauschen Sie den eigenen Klängen noch für einen Moment nach, vielleicht haben Sie gerade neue Facetten Ihrer eigenen Stimme entdeckt? Gratulation!

FEEDBACK

Es ist natürlich möglich, dass Ihre Umgebung anfangs nicht nur begeistert auf Ihre neue, emotionalere Stimme reagiert. Denn mehr Emotionen in der Stimme bedeuten ja nicht nur, dass Sie ab sofort immer nur Ihre Freude und Ihr Glück zum Klingen bringen, sondern vermutlich auch hin und wieder Ihren Ärger und Ihre Frustration. Aber denken Sie daran, Emotion ist Energie in Bewegung, auch wenn es um Ihre Stimme geht. Und je weniger Bewegungsenergie Sie zurückhalten, umso mehr gewinnt Ihre Stimme an Kraft und persönlicher Ausstrahlung.

... ich bei Stress eine schrille Stimme bekomme?

Stress ist nicht vermeidbar, selbst wenn Sie zurückgezogen in einer einsamen Höhle leben würden. Denn Stress kommt ja nicht nur von außen, sondern er entsteht auch aus Ihnen selbst heraus als eine Reaktion von Körper, Emotion und Verstand auf eine herausfordernde Situation. Stress ist bis zu einem gewissen Maß sogar gesund, weil er Sie stärker und resilienter werden lässt. Denken Sie zum Beispiel an Ihre Knochen – wenn diese, besonders ab einem gewissen Alter, nicht mehr regelmäßig unter Belastungsstress stehen, verlieren Sie an Dichte und brechen leichter.

Und wenn Ihre Stimme bei Stress durch die erhöhte Anspannung kurzfristig schriller klingt als sonst, ist das als spontane Reaktion zunächst auch nicht ungewöhnlich oder gar besorgniserregend. Manchmal ist der durchdringend hohe Ton geradezu alternativlos, wenn Sie andere Menschen zum Beispiel vor einer drohenden Gefahr warnen wollen. Nehmen wir jedoch an, Sie sprechen in einer äußerst wichtigen Kundenpräsentation im gleichen, alarmierenden Ton, dann wirkt das vermutlich kontraproduktiv. Sie wollen Ihren inneren Stress ja nicht über den Klang Ihrer Stimme auf die ganze Runde übertragen.

Kurz gesagt, es gibt Situationen, in denen die Stressreaktion Ihrer Stimme Leben retten kann – und andere, in denen Sie Ihre Gesprächspartner ungewollt mit in Ihren eigenen gestressten Zustand versetzen. Was das für Sie bedeutet? – Freuen Sie sich über die Fähigkeit Ihrer Stimme, im Notfall mit voller Kraft Alarm schlagen zu können. Und lernen Sie, Ihren Stress in den realistischerweise ungefährlichen Situationen so zu kanalisieren, dass er nicht ungefiltert eins zu eins in Ihrer Stimme landet.

Nerven behalten mit …

Die erste Übung ist eine einfache und wirksame Technik, mit der Sie regelmäßig täglich oder bei Bedarf Ihr Nervensystem sofort regulieren können. Sie bauen damit in kürzester Zeit ein zu hohes Stresslevel ab. Es funktioniert auch auf engstem Raum, Sie könnten dafür also direkt vor dem entscheidenden Meeting kurz auf der Bürotoilette verschwinden. Was Sie dort tun?

… Abklopfen!

- Beginnen Sie mit dem Brustbein und klopfen von dort aus mit der rechten Hand Richtung linke Schulter, dann mit der linken Hand zur rechten Schulter. Abwechselnd und nacheinander klopfen Sie sich so mehrmals jeweils mit der gegenüberliegenden Hand liebvoll-lobend auf jede Schulter.
- Danach wandern Sie, mit beiden Händen gleichzeitig klopfend, an der Vorderseite Ihres Körpers ganz langsam bis zu den Füßen hinunter.
- Wenn Sie ganz unten bei den Füßen angekommen sind, arbeiten Sie sich klopfend mit Ihren Händen über die Rückseite des Körpers langsam wieder nach oben, so weit wie möglich hoch bis in den Rücken.

- Dann greifen Sie einmal um, heben die Hände in den Nacken und laufen mit allen zehn Fingern wie auf Katzenpfötchen über den Hinterkopf zum höchsten Punkt des Kopfes, dann über Stirn, Schläfen und Wangen zurück zum Brustbein.

Spüren Sie genau hin, auf welche Art und in welcher Intensität die Bewegung sich jeweils stimmig anfühlt: Sie dürfen mit den flachen Händen oder mit den Fingerkuppen klopfen, mit den Handgelenken oder auch mit locker zur Faust geballten Händen.

Den Bereich Ihrer Schulterblätter erreichen Sie vielleicht am besten mit den Handrücken.

Wenn Ihnen das Klopfen guttut, wiederholen Sie den Ablauf einfach noch zwei- oder dreimal. Bleiben Sie dabei in engem Kontakt mit Ihrem Körperempfinden. Das Ziel des Klopfens ist es, die durch Stress angespannte Muskulatur wieder in eine ausgewogene Spannung zurückzubringen. Denn wenn Ihre Körperspannung fein ausbalanciert ist, sammelt sich auch weniger Anspannung in Ihren sensiblen Kehlkopfmuskeln und Ihre Stimme rutscht weniger schnell in klirrende Höhen.

Achtung, Hochspannung!

Wenn Sie wissen, dass Ihnen etwas besonders Aufregendes bevorsteht, probieren Sie doch auch einmal den Klangvulkan, um Ihre Stimme von übermäßiger Anspannung oder Nervosität zu befreien. Auch wenn Sie einen Tag mit sehr hoher Termindichte und wenig Zeit zum Durchatmen hinter sich lassen wollen, eignet sich diese Übung besonders gut.

Schließen Sie vorher gerne Ihre Fenster und die Tür, damit Ihre Stimme sich wirklich ungehemmt entfalten kann. Aber keine Sorge, Sie müssen nicht in einen schalldichten Raum gehen, denn beim Klangvulkan geht es nicht so sehr um eine Lautstärkeeruption, sondern vielmehr um das Gefühl, Ihren Ton wie

Magma aus den Tiefen Ihres Körpers an die Oberfläche aufsteigen zu lassen. Neugierig, wie das gehen soll? Hier ist eine ziemlich geniale Stimmübung, um Ihre (zu) hohe Anspannung über Ihren eigenen Klang auszubalancieren:

Der Klangvulkan

Stellen Sie sich in einen stabilen Stand, die Füße mindestens schulterbreit auseinander. Lockern Sie Ihre Beine noch einmal, indem Sie sie abwechselnd nach links und rechts ausschütteln. Dann bleiben Sie mit beiden Füßen fest auf dem Erdboden verankert und bringen Ihre Beine zum Zittern und Vibrieren. Finden Sie genau die Art und Weise, bei der Ihr gesamter Körper anfängt mitzuschwingen. Öffnen Sie nun den Mund für den Ton und lassen ihn durch die Vibration hindurch aus der Tiefe des Körpers aufsteigen. Der Klang schwillt dabei an, bleibt aber zugleich mit der Resonanz ganz in der körperreichen Bruststimme und ebbt dann am Ende des Atembogens sanft ab. Nach einer kleinen Atempause finden Sie wieder in Ihren stabilen Stand und starten erneut mit dem Vibrieren der Beine. Sobald Ihr Körper durchlässig vibriert, fängt Ihre Stimme von Neuem an, sich wie flüssiges Magma durch jede Zelle nach oben und draußen auszubreiten, bis der Atembogen komplett in Klang verwandelt ist.

Der Laut, der dabei entsteht, ist übrigens nicht so leicht in Buchstaben zu schreiben, er ähnelt am ehesten einem sehr dumpfen »AAAAOOOHHHHH«. Wenn es sich wie ein ziemlich undefinierbarer Urton anhört, dann sind Sie auf der richtigen Spur.

Daily Routine

Wenn Ihre Stimme nicht nur in Ausnahmesituationen, sondern auch sonst recht schnell in schrille Lagen abdriftet, stärken Sie am besten regelmäßig Ihren Kernklang aus dem Zentrum. Damit verankern Sie Ihre Stimme fest im Bereich Ihrer Brustresonanz, sodass sie Ihnen nicht so schnell nach oben entfleucht. Es entfleucht. Es sind nur vier kleine Schritte auf dem Weg zum Kernklang. Wenn Sie jeden Schritt etwa eine Minute lang praktizieren, kostet es Sie am Tag nicht einmal fünf Minuten Ihrer kostbaren Zeit.

Vier Schritte zum Kernklang

1. ATEMVERTIEFUNG

Im Sitzen (gute, stabile Haltung – ohne Anstrengung ausbalanciert über den Sitzbeinknochen) lassen Sie den Ausatem hörbar werden mit einem »Ffffff«-Geräusch durch die Lippen.

Zum Ende des Atembogens wird der Atemdruck natürlicherweise geringer, das Geräusch wird leiser, bis es ganz endet.

Nun warten Sie geduldig ab, bis der nächste Einatem einströmt. Der nächste Ausatem wieder auf »Ffffff«. Machen Sie für etwa eine Minute so weiter. Spüren Sie, wie sich die Bewegung des Atems im Körper verändert. Lassen Sie zu, dass der Atem sich bis in die Tiefe des Körpers ausdehnt.

2. KÖRPERKLANG

Wenn Ihr Atem nun im gesamten Körper spürbar ist, bilden Sie mit der ausströmenden Luft einen Summton auf »Ssssss«, der klingt wie eine Biene beim Honigsammeln.

Legen Sie sich eine Hand auf den Brustkorb und spüren Sie die Vibration des Klangs unter Ihrer Hand. Finden Sie den Bereich, in dem die Vibration am deutlichsten ist. Lassen Sie Ihre Stimme ruhig in Kommunikation mit der Hand gehen, sodass auch der Klang der Hand entgegenkommt.

3. KERN AKTIVIEREN

Im Sitzen (oder Stehen) legen Sie sich nun die Hände etwas oberhalb der Hüftknochen auf die Seiten. Üben Sie einen leichten

Druck Richtung Körper aus. Und nun sprechen Sie ein klingendes »Www!« und denken währenddessen: »Geh weg!« Bringen Sie den Sprechimpuls so ins Zentrum des Körpers, dass das »Www« die Hände nach außen zu drücken scheint.

Lauschen Sie dabei auf Ihre Stimme, und balancieren Sie den Druck der Hände und den Atemimpuls aus der Körpermitte so aus, dass die Stimme langsam an Kernklang gewinnt, also voller wird. Machen Sie diese Übung so lange, bis das »W« wie »Weg!« in Ihren Ohren absolut glaubhaft klingt.

4. SPRECHEN MIT KERNKLANG

Und dann sprechen Sie tatsächlich kraftvoll: »Weg!«, oder: »Weg da!«, oder: »Geh weg!«, immer mit einer kleinen Betonung auf dem »W«. Übertragen Sie den kraftvollen Klang des »W« auf den ganzen Satz »Weg da!« Wenn Sie mögen, lösen Sie jeweils gleichzeitig mit dem Wort eine Hand vom Körper und unterstützen Sie die Stimme mit einer kraftvollen Geste.

Zum Abschluss schütteln Sie Arme und Hände aus und lockern auch noch einmal die Lippen mit einem stimmhaften Lippenflattern. Dann erfreuen Sie sich für einen kleinen Moment am Nachhall des kraftvollen Kernklangs Ihrer Stimme im Körper.

… ich häufig gebeten werde, etwas leiser zu sprechen?

Joy ist eine große, extrovertierte Frau, die viel und gerne spricht. Ihre ausdrucksstarke Stimme und ihr freudestrahlendes Lächeln machen sie dabei zu einer mitreißenden Rednerin auf beruflichen Panels und zu einem unterhaltsamen Gegenüber im Privaten. In dem Großraumbüro, in dem sie arbeitet, passt ihre feurige Art jedoch nicht immer so gut zu den Bedürfnissen ihrer

Kollegen. Wenn alle anderen still und konzentriert arbeiten oder nur leise ein paar Worte wechseln, empfindet sie ihre dynamische Stimme manchmal sogar selbst als zu laut. Zum Telefonieren geht sie im Office konsequent in die Telefonkabine, weil sie fürchtet, dass das Team sich sonst durch ihr lautes Organ gestört fühlen könnten. Joy gelingt es nicht, ihre Lautstärke bei Bedarf bewusst zu senken – und so verkneift sie sich manchen spontanen Kommentar sogar ganz. Da das auf Dauer auch keine Lösung ist, übe ich mit Joy ihre *Leise*kraft.

Auf leisen Pfoten

Wenn Sie auch mit so einer kräftigen Stimme gesegnet sind, die sich nur schwer auf *piano* regulieren lässt, hilft nur ein konsequentes Leisesprechtraining – und viel Bewusstsein.

Lautes Sprechen entsteht funktionell vor allem durch einen größeren Atemdruck auf die Stimme. Die Stimmfunktion selbst lässt sich meist relativ schnell neu justieren.

Die meisten Menschen mit durchgehend lauter Stimme haben aber schon als Kind immer etwas volltönender als die anderen gesprochen. Daher müssen sie mit einem leiseren Sprechen eine jahre- oder gar jahrzehntelange Gewohnheit durchbrechen. Wenn Sie also »schon immer« so eine durchdringende Stimme hatten, dauert die Umsetzung der Veränderung möglicherweise etwas länger.

Manche Menschen gewöhnen sich das laute Sprechen erst später im Leben an, dann haben sie meistens auch weniger Schwierigkeiten damit, bei Bedarf sofort auf leise umzuschalten. Was aber können Sie tun, wenn Ihnen genau das schwerfällt?

Im Training üben Sie, den Atemdruck auf Ihre Stimme zu vermindern, um bei ebenso vollem Klang leisere Töne zu produzieren. Und mit Bewusstsein im Alltag gelingt es Ihnen, diese Regulierung auch einzusetzen, entgegen der eingespurten Gewohnheit, mit voller Pulle zu sprechen. Und glauben Sie mir, wenn Sie die Erfahrung machen, Ihre Stimme selbst führen zu können, ist das allein schon Motivation genug, um dranzubleiben. Denn mit leiser Stimme können Sie auch ganz schön viel Wirkung erzeugen. Besonders, wenn Sie wissen, dass Sie auch anders können. Denn Ihre laute Stimme bleibt Ihnen ja erhalten. Sie können sie aber dann ganz gezielt einsetzen.

Und wie üben Sie nun konkret, leiser zu sprechen? Hier sind drei praxiserprobte Möglichkeiten – probieren Sie aus, welche bei Ihnen am schnellsten wirkt. Und dann üben Sie sie am besten mindestens einmal täglich.

Eule oder Uhu

Haben Sie schon mal den Uhu im Wald gehört? Genau wie dieser nachtaktive Raubvogel mit den untertassengroßen Augen rufen nun auch Sie »UUU-HUUUU« in den imaginären Forst hinein. Wiederholen Sie den Eulenruf und lassen Sie den Klang mit jedem Mal etwas leiser werden, so als ob die Eule sich immer weiter entfernt.

Intensiv statt laut – Drei-Stufen-Regler

Hier üben Sie, Ihre Lautstärke *im* Satz zu vermindern. Sie beginnen ihn in ihrer gewöhnlichen Lautstärke und werden stufenweise leiser, aber ohne in ein Flüstern zu fallen.

Sprechen Sie zum Beispiel:

(f) – (mf) – (p)
»Komm – bitte – her!«
»Finger – weg – bitte!«
»Setz – dich – hin!«

Mit dem »KOMM« starten Sie extra kraftvoll und vielleicht auch tatsächlich rufend *(forte)*, das »BITTE« sprechen Sie in normaler Zimmerlautstärke *(mezzoforte)* und das »HER« sagen Sie schon fast geheimnisvoll leise *(piano)*.

Wiederholen Sie den Satz so lange, bis Sie ganz bewusst diese drei Lautstärkestufen ansteuern können. Fällt Ihnen dabei irgendetwas auf …? Genau, der Impuls im Zentrum ist bei allen drei Lautstärken gleich intensiv zu spüren. Und das ist der eigentliche Trick bei der *Leise*stärke: Sie aktivieren dafür die gleiche Core-Kraft wie für die Rufstimme und das kraftvolle Sprechen.

Pssst, das Baby schläft

Stellen Sie sich vor, Sie treffen sich mit Freunden zum Essen und das Baby der Gäste ist nach längerem Weinen endlich eingeschlafen. Damit Sie das Baby nicht sofort wieder aufwecken, sprechen Sie alle für eine Weile sehr ruhig und gedämpft. Um sich daran zu erinnern, sagen Sie in kleinen Abständen mit sehr zurückgenommener Stimme:

> »Pssst, leise!«, »schschsch … still«, oder
> »ssst, nicht so laut!«

Der Anfang ist jeweils geflüstert und bei »leise«, »still« und »nicht so laut« sprechen Sie leise, aber mit vollem Klang. Achten Sie gut darauf, dann nicht weiterhin im Flüsterton zu bleiben. Auch hier ist Ihr Zentrum gefordert, aktiv die Spannung aufzubauen, damit trotz minimaler Lautstärke Ihre Stimme noch hörbar wird.

… ich Angst davor habe, vor Publikum zu sprechen?

Wenn diese Frage Sie betrifft, kennen Sie vermutlich auch schon die typischen Symptome von starkem Lampenfieber wie Herzklopfen, zitternde Stimme oder totalen gedanklichen Blackout aus eigener leidvoller Erfahrung. Ein bisschen Aufregung vor der ersten Verabredung, dem Referat oder dem Kennenlerngespräch für den neuen Job gehört für die allermeisten Menschen mit dazu. Manche genießen diesen kleinen Nervenkitzel sogar.

Aber wenn sich Ihr Hals nicht nur beim ersten, sondern auch noch beim dritten Meeting wie zugeschnürt anfühlt, dann ist es höchste Zeit, das Thema Sprechen vor »Leuten« anzugehen. Zwar erzählen selbst sehr erfolgreiche Schauspieler, dass sie auch nach Jahren noch Lampenfieber spüren. Die meisten von ihnen haben aber gelernt, das flatterige Gefühl vor dem Auftritt als anregenden Adrenalinkick für ihre Bühnenpräsenz zu nutzen. Wenn die Aufregung Sie nicht mehr überwältigt, macht sie Sie extra-wach.

Eine Überdosis von diesen körpereigenen Stresshormonen führt aber schnell zu einer totalen Überreizung der Nerven und macht es unmöglich, überhaupt noch einen logischen Gedanken zu fassen. Geschweige denn, ihn mit voller, klarer Stimme auszusprechen.

Ich kann mich selbst noch sehr gut daran erinnern, wie sehr ich bei meinen ersten öffentlichen Auftritten auf der Bühne geschwitzt habe. Dabei war ich nicht einmal die Hauptperson, sondern habe nur das Programm angekündigt, das ich mit angehenden Schauspielern im Sprecherziehungsunterricht vorbereitet hatte. Im Publikum saßen überwiegend nette Studenten aus anderen Semestern, stolze Eltern und mir freundlich gesinnte

Kollegen. Das Wissen um all diese Zugewandtheit verhinderte aber nicht, dass ich mich im grellen Scheinwerferlicht auf der Studiobühne fühlte wie das sprichwörtliche Kaninchen vor der Schlange. Puh! Und es hat noch einige Aufführungen und nervöse Begrüßungsreden mehr gebraucht, bis ich mich beim Sprechen wieder mehr auf meine Worte an die vorfreudigen Gäste konzentrieren konnte als auf mein bis zum Hals klopfendes Herz.

Da ich also offensichtlich auch keine geborene Rampensau bin und selbst durch einige Stresshormon-Tsunamis hindurchgehen musste, hat mein Vierschritteprogramm zum souveränen Sprechen auf der Bühne natürlich ein paar autobiografische Züge. Es beinhaltet die vier wichtigsten Kriterien, die bei meinen Klienten und Schülern, aber eben auch bei mir selbst, das Level an Stresshormonen bei einem Auftritt vor Publikum in einen gut aushaltbaren Bereich bringen. Sie brauchen Zeit und Übung. Aber dafür kann Ihnen irgendwann niemand mehr Ihre innere Ruhe nehmen, weil sie fest in Ihnen selbst verankert ist. Und vielleicht erzeugt die Vorfreude auf Ihre eigene Rede vor begeisterten Zuhörern ja sogar eines Tages einfach nur noch Glücksgefühle in Ihnen …?

Mein Vierpunkteprogramm für angstfreies Sprechen vor (und mit!) dem Publikum

Der erste Punkt ist Erfahrung. Es klingt vielleicht banal, aber Erfahrung bekommen Sie nur im Tun, durch Übung und regelmäßige Wiederholung. Nutzen Sie also ab sofort jede noch so kleine Gelegenheit, um vor und mit anderen Menschen zu sprechen. Kaufen Sie Ihr Gemüse auf dem Wochenmarkt und Ihr Brot beim Bäcker? – Fragen Sie, woher die Kartoffeln kommen oder welches Brot die Verkäuferin empfiehlt. Sitzen Sie regelmäßig in Teammeetings? – Teilen Sie beim nächsten Termin offen Ihre Gedanken zum Projekt. Nehmen Sie an Workshops oder

Fortbildungen teil? – Dann erzählen Sie in der Blitzlichtrunde etwas Persönliches von sich. Haben Sie manchmal Fragen? – Haken Sie gleich nach, wenn Ihnen etwas nicht einleuchtet.

Jeder Satz, den Sie zu, vor und mit anderen Menschen sprechen, ist eine neue Erfahrung und bringt Sie Ihrem Ziel ein Stückchen näher!

Der zweite wichtige Punkt ist ein inhaltlich fester Boden unter den Füßen. Den bekommen Sie nur durch gute Vorbereitung. Stellen Sie alle Informationen zusammen und strukturieren Sie sie klar und logisch in einem einzigen Dokument, ein bisschen wie früher in der Schule die Spickzettel. Wenn man einmal alles so komprimiert notiert hatte, war das Wichtigste oft schon im Kopf gespeichert. Dann sprechen Sie Ihren Vortrag oder Ihre Rede ein paarmal ohne Unterbrechung, am besten mit freiwilligen Testzuhörern. Wenn diese dann auch noch Fragen stellen dürfen, können Sie gleich noch die Interaktion mit dem Publikum trainieren.

Und denken Sie daran, es geht bei all der Vorbereitung nicht um Perfektion, denn durch zu viele nebensächliche Details verlieren Sie oder Ihre Zuhörer sogar eher den Faden. Konzentrieren Sie sich ganz auf Ihr Thema und die fürs Verständnis wichtigsten Inhalte.

Der dritte Punkt ist, ganz genau zu wissen, wofür Sie vor Ihr Publikum treten. Eine Einladung zu einem Vortrag mit großzügigem Honorar mag zum Beispiel verlockend und schmeichelhaft sein. Die Aussicht auf ein gutes Einkommen ist in den meisten Fällen ein absolut legitimer Grund, die Einladung dankend anzunehmen. Und für manche Menschen ist es auch genau das, was sie brauchen, um ihre Bühnenangst zu überwinden.

Wenn der finanzielle Anreiz aber nicht ausreicht, um Ihr Nervensystem zu überzeugen, brauchen Sie einen stärkeren Impuls. Dann nehmen Sie innerlich ein bisschen Abstand von dem, was

Sie dafür bekommen, und stellen sich die Frage, was Sie zu geben haben.

Was bedeutet mir so viel, dass ich bereit bin, vor einem, vor 20 oder auch vor tausenden von Menschen zu stehen und zu Ihnen zu sprechen? Was ist stärker als meine Angst und bedeutsamer als meine Finanzen? Wenn Sie Ihre zugrunde liegende Intention benennen können, ist das einer der stärksten Anker, die Sie besitzen können. Mit solch einem klar ausgerichteten Kompass gibt es vermutlich nicht mehr viel, was Sie aus dem Konzept bringen könnte.

Und Punkt Nummer vier ist, im Zweifel Ihre Aufregung zu Beginn kurz auszusprechen. Ein nahbares »Wow, ich bin gerade wirklich aufgeregt!« wirkt oft wahre Wunder. Sie stellen einen emotionalen Kontakt zum Publikum her und nehmen für sich selbst den Druck aus der Situation. Das ehrliche Mitteilen des eigenen Zustands wirkt aber nur, wenn Punkt eins, zwei und drei stehen!

Erste-Hilfe-Sofortmaßnahmen

Und weil ich aus eigener Erfahrung weiß, dass manchmal auch schnellere Lösungen hermüssen, kommen hier noch ein paar Erste-Hilfe-Tipps für den Notfall. Für die Momente, in denen Ihr Lampenfieber doch wieder kurz davor ist, die Macht zu übernehmen, und Sie unmittelbar vor Ihrem Expertinnen-Panel dabei erwischt werden, wie Sie gerade durch die Hintertür verschwinden wollen. Im Backstage der Veranstaltung tun Sie bis zu Ihrem Auftritt also Folgendes:

Intensiv ausatmen

Atmen Sie ein bisschen länger aus als ein. Leichter geht das, indem Sie beim Ausatmen ein leises »Ffffff« durch die Lippen strömen lassen.

Erden

Spüren und vertiefen Sie Ihren Kontakt zum Boden. Sie können dafür ein paarmal mit den Füßen aufstampfen, auf der Stelle hüpfen oder sich mit leicht gebeugten Knien in einen tieferen Stand stellen. Langsames Gehen wirkt auch Wunder.

Spannung ablassen

Wenn Ihr Körper sich anfühlt, als wenn er nur noch aus Kohlensäurebläschen besteht, schütteln Sie sich von Kopf bis zu den Füßen wie ein nasser Hund. Zwei-, drei- oder viermal oder so lange, bis Ihre Spannung einer leichten Erschöpfung weicht. Ein paar hundeartige Heultöne schaden dabei auf keinen Fall: »Aaa-uuu-hhhhh!«

Deutlich und langsam sprechen

Ich weiß, danach ist Ihnen gerade am allerwenigsten. Probieren Sie es trotzdem. Sprechen Sie Ihren ersten Satz oder Ihre Begrüßung langsam und Wort für Wort. Spüren Sie die Resonanz der einzelnen Laute im Körper und die Bewegungen von Zunge und Lippen. Der Fokus auf Form und Klang lenkt Sie ab von Ihrem überreizten Nervensystem und bringt Sie zugleich in eine stimmliche Präsenz.

Kernklang

Wenn Sie bei der Langsamsprechübung bemerken, dass Ihre Stimme unkontrolliert wegbricht oder nach oben kiekst, aktivieren Sie Ihren Kernklang mit ein paar kraftvollen Impulsen aus Ihrem Zentrum. Ein paarmal »Www!«, »Wwwo?«, »Wwwä!« und »Wweg!!!« mit den Händen in den Seiten reichen oft schon, um Ihre Stimme an ihren vollen und resonanzreichen Kernklang zu erinnern.

Blickkontakt

Aus psychologischer Sicht ist es leichter, beim Sprechen Kontakt zu einer vertrauten Person im Publikum aufzunehmen. Sollte kein bekanntes Gesicht da sein, stellen Sie sich einen Menschen vor, den Sie sehr mögen. Wenn dieser Mensch dann (tatsächlich oder in Ihrer Vorstellung) auch noch ganz hinten im Raum sitzt, ist das die beste Motivation, Ihre Stimme auch tatsächlich bis in die letzte Reihe zu senden. Und schon fühlen sich alle sehr liebevoll angesprochen.

Humor

… ist, wenn man trotzdem lacht. Vor allem über sich selbst. Wenn Ihr Nervensystem droht, total überzuschnappen, ist es manchmal die beste Lösung, sich selbst etwas weniger ernst zu nehmen. Was dabei hilft? – Denken Sie zum Beispiel kurz an Ihr persönliches Worst Case Scenario, um zu erkennen, dass Ihre aktuelle Situation im Vergleich dazu (hoffentlich!) nicht ganz so schlimm ist. Oder stellen Sie sich für einen Moment die Unendlichkeit des Universums vor, das rückt die Bedeutung Ihres bevorstehenden Auftritts wieder in eine realistische Relation zum großen Ganzen. Oder Sie schauen sich eine Minute lang die lustigsten Memes unter dem Hashtag #pleitenpechundpannen auf Ihrem Mobiltelefon an, um sich daran zu erinnern, wie menschlich alles Unperfekte doch ist. Was auch immer Ihr übertriebenes Selbstwichtigkeits-Kopfkino stoppt und ein, wenn auch gequältes, Lächeln in Ihr Gesicht zaubert – nutzen Sie es!

… ich mich nicht gehört fühle?

Das Gefühl, wirklich gehört zu werden, ist essenziell für die Erfahrung von Selbstwirksamkeit. Das Gegenteil, also zu erleben, dass die eigenen Worte scheinbar ungehört verhallen, ist für die meisten Menschen ziemlich verunsichernd.

Vielleicht ist es Ihnen auch schon einmal so ergangen? Sie machen eine humorvolle Bemerkung in geselliger Runde – und kein Mensch reagiert darauf. Sie fragen nach dem Salz beim Geschäftsessen – und niemand scheint Sie wahrzunehmen. Sie präsentieren Ihre grandiosen Entwürfe in einem Meeting – und Ihr Chef tippt nebenbei im Handy. Alles eher unangenehme Momente.

Wer spricht, möchte im tiefsten Inneren auch gehört werden. Und wer nicht gehört wird, fragt sich schnell, was er oder sie falsch macht. Und ja, es gibt da ein paar Dinge, auf die Sie ganz alleine Einfluss haben. Es gibt Techniken, die Ihre Chance, gehört zu werden, um ein Vielfaches vergrößern. Und es gibt auch ein paar No-Gos, die Sie in Zukunft vermeiden können.

Bevor wir aber darüber sprechen, was Sie alles tun können, damit Ihre Worte ankommen, möchte ich Sie bitten, die folgenden drei Sätze sehr aufmerksam zu lesen:

> Nicht immer haben Sie es wirklich in der Hand, gehört zu werden!
> Nicht immer haben Sie es wirklich in der Hand, gehört zu werden!
> Nicht immer haben Sie es wirklich in der Hand, gehört zu werden!

Aufmerksamkeit ist ein kostbares Gut, und manchmal ist die Aufmerksamkeitskonkurrenz tatsächlich so überwältigend, dass

Sie keine Chance haben, durchzudringen. Dann ist es im übertragenen Sinn wie in der Coca-Cola-light-Werbung aus den 1990ern, wenn der attraktive Fensterputzer seine Erfrischungspausen-Show direkt vor den Bürofenstern der weiblichen Belegschaft aufführt. Für den Fall, dass Sie den Clip nicht kennen, geben Sie mal die Stichworte »Coca-Cola Werbung Fensterputzer« in Ihre Suchmaschine ein, dann wissen Sie, was ich damit meine.

In der Realität vermögen es natürlich oft schon viel weniger spektakuläre Ereignisse, den Geist, oder im Extremfall sogar den Körper, mitten in der Kommunikation auf Wanderschaft zu schicken. Das herrliche Vogelgezwitscher draußen, das die Gedanken zum geplanten Wochenende im Grünen wandern lässt. Der Hund der Kollegin, der Sie mit seinem unwiderstehlichen Blick auffordert, ihm (jetzt!) seine Leckerlis zu geben. Oder der Tischnachbar, der beim Schreiben so aggressiv in seine Computertastatur reinhackt, dass Ihre Gedanken einfach nicht mehr zu 100 Prozent bei dem Kunden am anderen Ende des Telefons sind.

Diese Dinge passieren ständig – auch oder sogar gerade, wenn Sie eigentlich mit etwas anderem beschäftigt sind. Und wenn um Sie herum Ruhe herrscht, gibt es immer noch Ihre eigenen inneren Ablenkungen. Quälende Sorgen, die plötzlich aufpoppen, oder schöne Erinnerungen an einen tollen Urlaubsort, an den Sie sich bei diesem grauen Winterwetter sehnlichst zurückwünschen. Und schwupps, ist Ihr Fokus flöten!

Neben all dieser Konkurrenz von außen und von innen ist es unglaublich schwer, die volle Aufmerksamkeit einer Person zu bekommen. »Aufmerksamkeit ist die höchste aller Fertigkeiten und Tugenden«, wusste schon Goethe. Umso wichtiger also zu wissen, welche Möglichkeiten Sie haben, um dieses kostbarste Gut Aufmerksamkeit zu erhalten!

Was Sie tun können

Nehmen wir zum Beispiel die Situation beim Geschäftsessen. Nach dem ersten Löffel stellen Sie fest, dass Sie gerne etwas mehr Salz in Ihrer Suppe hätten. Der Salzstreuer steht aber auf der anderen Seite des langen Tisches. Alle unterhalten sich angeregt und deshalb reagiert niemand auf Ihren vorsichtigen Versuch, durch das Stimmengewirr hindurch um Salz zu bitten. Damit Sie Ihre Suppe also nicht mit einem etwas faden Geschmack essen müssen, brauchen Sie folgende Zutaten für Ihren Stimmausdruck, um wirklich gehört zu werden.

Gedankliche Klarheit

Worum geht es? – Sie möchten das Salz bekommen! Je eindeutiger Sie Ihr Ziel vor Augen haben, umso eindeutiger wird Ihre Aussage sein. »Ich hätte gerne das Salz«, ist zum Beispiel kurz und präzise und klingt mit dem entsprechenden Ton in der Stimme trotzdem freundlich.

Der richtige Moment

Wann sprechen Sie? – Vielleicht gibt es eine kurze Gesprächspause, die Sie nutzen können? Oder die Person, vor der der Salzstreuer steht, nimmt zufällig gerade Blickkontakt zu Ihnen auf? Nutzen Sie die Gelegenheit oder eine Zehntelsekunde Stille, um Ihre Bitte zu äußern.

Die richtige Körperhaltung

Richten Sie Ihren Oberkörper auf und wenden Sie Ihren Kopf deutlich sichtbar zum Empfänger. Wenn Ihre Hände gerade frei sind, können Sie Ihren Sprechimpuls gleich durch eine passende Geste zusätzlich noch mit Ihrer Körpersprache verstärken.

Eindeutiger Fokus

Schauen Sie den Empfänger Ihrer Worte möglichst direkt an und beginnen Ihren Satz mit seinem Namen: »Ben, ich hätte gerne …« Selbst wenn Ihre Stimme am Ende doch noch von den anderen Gesprächen übertönt wird, bekommen Sie so schon einmal Bens Aufmerksamkeit.

Gute Artikulation, Modulation, Tempo und Pausen

Wenn Ben jetzt nur verständnislos guckt, wiederholen Sie Ihren Satz. Sie müssen dabei nicht unbedingt lauter reden. Stattdessen sprechen Sie deutlicher, mit mehr Melodie, langsamer und mit kurzen Pausen: »Ben?« (Stimme geht fragend nach oben) – (Pause) »Ich hätte gerne« – (Pause) »das Salz« (Betonung). Dabei formen Sie jeden Laut so akkurat, dass Ben Ihnen im Zweifel Ihre Bitte sogar wortwörtlich von den Lippen ablesen könnte.

Stimmiger Ton

Es geht hier ja inhaltlich um eine relativ unspektakuläre Kleinigkeit. Und da die Umgebung recht laut ist, sind feinste stimmliche Nuancen in dieser Situation eher nicht gefragt. Achten Sie also lieber darauf, dass Ihre Stimme nicht zu hoch rutscht beim Versuch, den Lärmpegel zu übertönen. Bleiben Sie in Ihrer mittleren Lage und nutzen Sie Ihre kraftvolle Kernstimme aus dem Zentrum.

Angemessene Lautstärke

Sie möchten gehört werden trotz der Hintergrundmusik und der Unterhaltungen – aber Sie wollen für einen Salzstreuer sicher nicht einfach ungehemmt über den Tisch brüllen.

Geben Sie nur so viel Kraft in Ihre Stimme, dass Sie mit der Lautstärke gerade eben die Umgebungsgeräusche übertönen.

Das braucht vielleicht ein paar Anläufe, üben Sie es daher ruhig ein paarmal zu Hause, um ein Gefühl dafür zu bekommen.

Sich selbst zuhören

Häufiger schon habe ich in diesem Buch geschrieben, wie wertvoll die Fähigkeit ist, anderen aktiv zuhören zu können. Genauso wichtig ist aber auch die hohe Kunst, auf sich selbst zu hören. Wenn Sie sich wünschen, gehört zu werden, ist es wesentlich, dass Sie lernen, sich im gleichen Maße selbst zu lauschen. Selbst in der scheinbar unbedeutenden Situation beim Geschäftsessen, und umso mehr in wichtigeren Gesprächen: Die eigene Stimme, die eigenen Worte erzählen Ihnen unglaublich viel über sich selbst. Und je mehr Nuancen Sie beim Sichzuhören von sich selbst entdecken, umso eher gelingt es Ihnen, sich auch anderen gegenüber wirkungsvoll auszudrücken. Ihre Stimme teilt dann immer selbstverständlicher und unverstellter mit, wer Sie sind und was Sie fühlen, denken, ersehnen und wertschätzen. Sie als einzigartige Person werden erst dann hörbar, wenn Sie in der Lage sind, durch die Rolle oder Funktion, die Sie bekleiden, hindurch zu klingen. Dafür ist es gut zu wissen, wer die Person dahinter ist – wer Sie sind.

Was Sie nicht tun sollten – eine Ermutigung!

Wenn Sie jetzt beginnen, all diese stimmlichen Farben und Fähigkeiten, die schon immer in Ihnen schlummern, zu entstauben und wieder in Benutzung zu nehmen, möchte ich Ihnen eigentlich gar nicht mehr erklären, was Sie *nicht* tun sollten. Denn mit all dem Wissen und den Übungen, die Sie beim Lesen dieses Buchs ausprobiert und in Teilen vielleicht sogar schon integriert haben, können Sie nun selbst am allerbesten einschätzen, auf welche Art und Weise Sie sich und Ihre Botschaft mit Ihrer eigenen Stimme zum Klingen bringen. Und Sie können eben auch selbst entscheiden, was sich für Sie nicht stimmig anfühlt. Da Sie das nicht falsch (und auch nicht einmal richtig machen können), ermutige ich Sie aus ganzem Herzen, ab sofort zu starten und die einmalige und einzigartige Version Ihrer klangvollen, präsenten und strahlenden Stimme in die Welt hineinklingen zu lassen.

Wann, wenn nicht jetzt, gäbe es einen besseren Moment, um damit anzufangen?

BONUSTRACK 1: DAS KLEINE STIMMPFLEGE-SET

Ihre Stimme ist ein kostbares Instrument. Und wie jedes kostbare Instrument braucht auch sie eine achtsame Behandlung und gute Pflege. Professionelle Musikerinnen spielen auch täglich ganz einfache Etüden und Melodien auf ihrem Instrument, um ihre Technik beizubehalten und möglichst noch zu verfeinern. Aber auch, um das Instrument selbst in optimaler Klangqualität zu erhalten.

Mein Klavierbauer hat mir beim Stimmen unseres über lange Zeit nur sporadisch genutzten Klaviers einmal gesagt: »Die beste Pflege für Ihr Klavier ist es, regelmäßig darauf zu spielen, denn dann bleibt es lange in guter Stimmung.« – Ganz genauso ist es mit Ihrer Stimme. Und das Gute ist, Sie können jederzeit damit anfangen, Ihre Stimme täglich zu »spielen«. Hier ist Ihr kleines Stimmpflege-Set mit nur drei guten Gewohnheiten für jeden Tag. Am liebsten wäre es Ihrer Stimme, wenn Sie gleich jetzt damit starten:

*Eins: **Warm-Up am Morgen***

1. Beim Aufwachen als Erstes den Körper ausgiebig strecken, dehnen und die unwillkürlichen Aufwachgeräusche entstehen lassen.
2. Nach dem Aufstehen herzhaft Gähnen und ungeniert das typische Gähngeräusch machen.
3. Während das Teewasser kocht, Gesicht und Nacken liebevoll massieren und dabei sanft ein »Mmmhhh« summen.

4. Beim Anziehen die Zunge locker zwischen den Lippen flattern lassen wie Fantasiesprache.
5. Vor dem Losgehen die Lippen flattern lassen wie ein Pferdeschnauben mit Stimme.

WARUM?

Auch die Stimme ruht in der Nacht und braucht morgens etwas Zeit, um auf die richtige Betriebstemperatur zu kommen. Bereiten Sie sich also nicht nur körperlich (duschen, frühstücken, …) und mental (Termine prüfen, Unterlagen bereitlegen, …), sondern auch stimmlich auf den bevorstehenden Tag vor. Denn wenn Sie sich ohne ein paar auflockernde Tönchen direkt ins erste Onlinemeeting einwählen, kann es sein, dass Ihre Stimme erst einmal etwas rau und belegt klingt. Dann müssen Sie sich – weil es schnell gehen soll – räuspern, was der denkbar schlechteste Start für die Stimme ist.

Nutzen Sie also die Zeit ab dem Moment des Aufwachens bis zum »offiziellen« Sprechbeginn und wärmen Ihre Stimme ganz unkompliziert und möglichst nebenbei auf. Wenn Sie die obigen fünf Punkte in Ihr normales Morgenprogramm mit einbauen, kostet es Sie nicht mal Extrazeit. Jeweils drei Atemzüge lang – schon ist Ihre Stimme bereit für den Tag!

*Zwei: **Trinken***

Bevor Sie in den Tag starten, stellen Sie sich etwas zu trinken an Ihren Arbeitsplatz. Ob das ein Tee, Wasser oder auch mal ein Kaffee ist, ist Ihnen überlassen. Hauptsache, es ist immer etwas in Reichweite. Und dann trinken Sie über den Tag verteilt immer wieder mindestens ein, zwei Schlucke. Besonders wichtig ist das jeweils vor und nach jedem Telefonat, Video Call oder auch persönlichem Meeting.

WARUM?

Ihre gesamten Atemwege (außer Rachen, Kehldeckel und Stimmbänder) werden von einer einzigartigen Hightech-Schleimhaut geschützt. Diese hochfunktionelle Schleimhaut, das Flimmerepithel, besteht aus Millionen von Zellen mit beweglichen Flimmerhärchen. Auf diesem Zellteppich, der durch spezifische Zellen feucht gehalten wird, haften alle winzig kleinen Fremdkörper an, die Sie mit der Luft einatmen: Staubpartikel, Tröpfchen, Bakterien und andere unerwünschte Eindringlinge. Das Geniale an dieser Schleimhaut ist, dass sie all die potenziell schädlichen Teilchen auf ihrer Oberfläche nicht nur daran hindert, tiefer in die Atemwege zu gelangen, sondern sie auch noch sofort wieder zurück zum Ausgang befördert. Die Millionen von Flimmerhärchen transportieren die eingefangenen Partikel ununterbrochen in Wellenbewegungen Richtung Rachen. Von dort landen sie dann mit dem nächsten Schlucken im Magen, wo die Magensäure ihnen den Garaus macht.

Diese unbestechlichen Türsteher Ihrer Lunge benötigen jedoch ausreichend Flüssigkeit, um einwandfrei zu funktionieren. Das bedeutet, wenn Ihr Körper dehydriert ist, sind auch Ihre Flimmerhärchen unterversorgt und trocknen aus. Sie merken das an vermehrtem Husten oder Räuspern, wodurch Ihr Körper zum Beispiel bei einem grippalen Infekt ersatzweise versucht, die Bronchien frei von Fremdkörpern zu halten. Beim Husten und vor allem beim Räuspern leidet aber immer Ihre Stimme. Und abgesehen davon belastet eine trockene Kehle die Stimme beim Sprechen rein mechanisch auch stärker. Selbst eine zu geringe Raumfeuchtigkeit und besonders staubige oder verrauchte Luft können die Stimme so stark reizen, dass sie wie bei einer durch einen Infekt bedingten Entzündung mit Heiserkeit reagiert.

Drei: Sprechpausen für die Stimme

Wenn Sie Ihren Arbeitstag im Büro oder zu Hause strukturieren, planen Sie ganz gezielt Phasen der Stimmruhe ein. Nach einem langen Meeting vielleicht erst einmal 30 Minuten, um Ihre Mails zu beantworten. Oder wenn Sie an einer Schule unterrichten, verbringen Sie eine große Pause am Tag möglichst schweigend. Für lange Workshop-Tage als Coach nehmen Sie sich unbedingt eine ausgedehnte Sprechpause, bevor Sie den Abend mit Familie oder Freunden verbringen. Was auch hilft, ist, jeden Gang und jeden Weg des Tages zu nutzen, um bewusst lang und tief zu atmen und so die Kehle weit werden zu lassen.

WARUM?

Ihre Stimme benötigt wie jede andere muskuläre Aktivität des Körpers Pausen zur Regeneration. Niemand kann ununterbrochen Sport treiben, singen oder tanzen, selbst wenn die Freude daran noch so groß ist. Pausen sind die unverzichtbaren Momente der Ruhe und sie erhöhen die Chance auf einen qualitativ sogar noch besseren Neustart. Und das nicht nur muskulär, sondern auch emotional und mental. Mit der Stimme geben Sie sich Ausdruck, es ist wie ein kreativer Output. Wenn alles gesagt und ausgedrückt wurde, gibt es nichts mehr, aus dem sich leicht und natürlich schöpfen ließe.

Also ist es irgendwann Zeit, wieder einzuatmen, aufzunehmen und zu lauschen. In einem optimalen Szenario hieße das, erst auf den inneren Impuls zu warten, um erneut in den Ausdruck zu gehen. Da wir aber in einer Welt der Terminkalender leben, ist das vermutlich nicht so häufig machbar. Daher nutzen Sie Ihren Kalender ganz bewusst für sich und planen in jeden Arbeitstag Zeiten der Stimmruhe ein, so wie Sie auch ganz selbstverständlich Ihre Meetings eintragen.

BONUSTRACK 2: DAS KLEINE PRÄSENTATIONS-SET

Bevor Musiker ein Konzert spielen, stimmen sie sich und ihr Instrument mit ein paar Tönen oder Harmonien ein. So bekommen sie ein Gefühl dafür, wie ihr Instrument im Raum klingt, und bereiten sich selbst mental auf ihren Auftritt vor.

Wenn Sie nun einen Fachvortrag vor Kollegen halten, ein öffentliches Diskussionspanel vor großem Publikum moderieren oder die feierlichen Worte zur Konfirmation Ihrer Patentochter sprechen möchten, ist das auch eine Art Konzert – nur dass Sie anstelle der Musik Ihre gesprochenen Worte zum Klingen bringen. Gönnen Sie sich und Ihrer Stimme also auch eine kleine Vorbereitung. Es sind nur drei einfache Schritte:

*Eins: **Körper und Atem***

Strecken, recken und rekeln Sie sich eine Minute lang intensiv in alle Richtungen.

Dann rotieren, beugen und strecken Sie alle Gelenke nacheinander von den Füßen bis zum Kopf sacht entsprechend ihrer Bewegungsfunktion in kreisförmiger Drehung, in der seitlichen oder der Vor- und Rückachse. Dabei atmen Sie lang und tief durch die Nase ein und mit einem »Ffff« oder »Ssss« langsam und geführt durch den Mund wieder aus.

Zum Schluss scheuchen Sie mit ein paar kurzen, schnellen Handbewegungen und »Ffft!«- und »Ssst!«-Geräuschen imaginäre Hühner (oder sind es Paparazzi?) aus dem Raum.

*Zwei: **Stimme und Artikulation***

Mit einigen herzhaften Pferdeschnaubern durch die Lippen, einem schnellen Zungenflattern und einer genießerisch langsamen Kaubewegung auf »Mnjom, mnjam, mnjaummmm« bringen Sie Ihre Stimme schnell in Schwingung und lockern dabei zugleich Ihre Sprechwerkzeuge. Gleiten Sie bei allen Klängen auf und ab durch sämtliche Tonlagen und achten Sie darauf, auch wirklich Ihren gesamten Stimmumfang zu nutzen.

*Drei: **Fokus und Präsenz***

Für Ihre Eins-A-Artikulationspräsenz bci kraftvoller Stimme sprechen Sie danach ein paarmal mit sehr deutlichen »W«s den folgenden Sprecherziehungsklassiker:

> »Wir Wiener Waschweiber
> würden weiße Wäsche waschen,
> wenn wir wüssten,
> wo warmes Wasser wäre!«

Schauen Sie dabei in ein imaginäres Publikum und erklären Sie in den unterschiedlichsten Versionen mit dramatischer Gestik und Mimik Ihre Untätigkeit als vermeintliches Wiener Waschweib. Und jetzt? – Jetzt ist es höchste Zeit für Sie, auf Ihre eigene Bühne zu treten!

DANK

Dieses Buch ist ein herrliches Wunder für mich. Und dieses Wunder wäre nicht möglich ohne die wunderbaren Menschen, die mich auf dem Weg von der ersten verrückten Idee bis zur Veröffentlichung von *Entdecke deine Stimme* inspiriert, ermutigt, unterstützt und begleitet haben. Ihr habt es nicht nur möglich, sondern auch zu einem großen Glück gemacht, mein erstes Buch zu schreiben. Von Herzen Dank für eure Impulse, Mut, Entschlossenheit, Geduld, Vertrauen, Wissen, Tatkraft, Energie und Liebe.

Danke an Rebekka Göpfert, Cornelia Hanke, Johannes Engelke, Birthe Vogelmann, Isabelle Ihrke, Roland Krieger und das gesamte tolle Team des Mosaik Verlags.

Danke an Volker, Bela und Milla, Ulrike und Hans-Christoph, Michael und Christoph und meine ganze unvergleichbare Familie.

Danke an Esther Bauer, Gabriele Leuter, Charlotte Tamschick, Stefanie Srock, Maren Bär, Klaudia Strauch und all meine großzügigen Freundinnen, die mir zur Seite stehen.

Dieses Buch würde es auch nicht geben ohne die großartigen Lehrerinnen, Lehrer und Kolleginnen, mit denen ich ein Stück des Weges gehen durfte und darf. Danke Margarete Seyd, Teresa Nawrot und Ruth Antons. Danke Sohan Anne Boeing. Danke Shiv Charan Singh. Danke Helen Meyer, Bitta Boerger und Lisa Einhauser. Danke an all meine Schülerinnen und Schüler, Klientinnen und Klienten aus über 25 Jahren Unterricht, Training und Therapie. Ihr alle habt mit eurer einzigartigen Art zu diesem Buch beigetragen!

ANMERKUNGEN

1 Sogenannte »falsche Stimmlippen«, die etwas oberhalb der echten Stimmlippen durch ihre Position und Bewegung zusätzlich den Luftstrom regulieren und auch die Stimmfarbe beeinflussen können.

2 »Kyap«, »Kia« oder »Kiup« sind typische Kampfrufe im Karate, Taekwondo oder anderen asiatischen Kampfkünsten, mit deren Hilfe die gesamte Energie in einer Aktion gebündelt wird.

3 https://eilert-akademie.com/blog/die-mehrabian-regel/

4 Zitat Konrad Adenauer, nicht verbürgt

5 Zitat Konrad Adenauer, historisch verbürgt

6 oder besser wurde, da es bis heute keinen schlüssigen naturwissenschaftlichen Beweis dafür gibt, siehe auch: Wikipedia-Artikel unter dem Stichwort Äther (Physik).

7 Das Jochbein wird auch Wangenbein oder Wangenknochen genannt und bestimmt die knöcherne Wangen- und Schläfenform des Gesichtsschädels.

8 Die Korkensprechübung ist eine der ältesten Sprecherziehungstricks für eine schnelle (aber deshalb nicht zwangsläufig nachhaltige) Verbesserung der Aussprache. Sie sprechen dabei, wie der Name schon sagt, mit einem Korken zwischen den Zähnen ein paar Sätze. Probieren Sie den Effekt gerne aus, am lustigsten ist es, zu versuchen, einen Zungenbrecher wie »Fischers Fritz fischt frische Fische« deutlich auszusprechen. Die Wirkung wird natürlich erst danach richtig hörbar, wenn Sie den Korken wieder aus dem Mund nehmen und Ihre Artikulation durch den vorherigen Widerstand jetzt für eine Weile superakkurat klingt.

REGISTER